DIE

MATHEMATISCHEN GRUNDLAGEN

DER

MEDIZINISCHEN STATISTIK.

DIE MATHEMATISCHEN GRUNDLAGEN DER MEDIZINISCHEN STATISTIK

ELEMENTAR DARGESTELLT

VON

Dr. med. **J. HIRSCHBERG.**

Tantum possumus quantum scimus.

LEIPZIG
VERLAG VON VEIT & COMP.
1874.

So lange es eine Heilkunde giebt, hat man die wirklichen oder vermeintlichen Erfolge der angewendeten Heilmittel aufgezeichnet. Aber umfassende ziffermässige Belege über therapeutische (und überhaupt medizinische) Erfahrungen treten erst in unserem Jahrhundert etwas häufiger auf.

Im Jahre 1835 fanden in der Akademie der Wissenschaften zu Paris lebhafte Debatten über die Anwendbarkeit der numerischen Methode auf die Medizin statt; im Jahre 1837 entbrannte in der Pariser Akademie der Medizin der Streit von Neuem: aber die ärztliche Welt wurde nicht überzeugt. Man wollte der Wahrscheinlichkeitsrechnung kein Bürgerrecht in der Medizin gewähren, weil man mit Wahrscheinlichkeiten keine Wissenschaft machen könne. So heisst es bei Bouillaud: „La somme de nos certitudes en matière d'étiologie, d'anatomie pathologique, de diagnostic et de thérapeutique est énorme; que dis-je? la médicine ne serait pas une science, mais une sorte de jeu de hasard, si elle ne roulait toute entière que sur des probabilités."

Diese Sätze, obwohl sie in seinem Essai sur la philosophie médicale stehen, sind doch wenig philosophisch; denn, abgesehen von der reinen Mathematik, erfreuen sich unsere gesammten Kenntnisse nur eines mehr oder minder hohen Grades von

Wahrscheinlichkeit *), die allerdings in einigen Wissenschaften, wie in der Physik und in der Chemie, mit der Gewissheit nahezu zusammenfällt. Die Wahrscheinlichkeitsrechnung, welche auf vielen Gebieten der Naturwissenschaft geradezu unentbehrlich ist, verdient keineswegs die Geringschätzung, mit der manche Mediziner auf sie herabschauen.

„In der Astronomie und einigen Theilen der Physik hat die Anwendung der Wahrscheinlichkeitsrechnung seit etwa 50 Jahren zu einer vorher ungeahnten Schärfe in der Bestimmung der Constanten so wie auch zu anderen wichtigen Entdeckungen geführt. Diese Rechnungsart dient nicht nur zur Auffindung der wahrscheinlichsten Resultate aus einer grösseren Anzahl von Beobachtungen, sondern sie lässt auch die gewonnene Sicherheit richtig beurtheilen. Sie beseitigt daher jede Willkür und lehrt die Zuverlässigkeit jedes Schrittes würdigen. In anderen Wissenschaften hat man von ihr nur ausnahmsweise Gebrauch gemacht; und in diesen werden nicht selten noch gegenwärtig Gesetze aufgestellt, die weder in sich begründet noch durch die Erfahrung hinreichend bestätigt sind. — Aus einzelnen und zwar oft sehr unsicheren Wahrnehmungen will man allgemeine Gesetze herleiten. Oberflächliche Beobachtungen, die unter gewissen oft zweifelhaften Voraussetzungen den Zusammenhang der Erscheinungen ungefähr errathen lassen, vertreten vielfach die Stelle bewiesener Theorien." (Hagen).

Man wird leicht zugestehen, dass die letzteren Sätze auch

---

* Presque toutes nos connaissances ne sont que probables. Laplace.

auf die medizinische Wissenschaft passen. Gewiss wäre es von höchster Wichtigkeit, die möglichen Fehler der aus medizinischen Beobachtungsreihen abgeleiteten Resultate und somit den Grad ihrer Sicherheit kennen zu lernen; zumal eine einfache Erwägung ergiebt, dass diese Fehler im Allgemeinen nicht unbeträchtlich sein werden. Ein grosser Unterschied besteht zwischen der gewöhnlichen Statistik (Demologie) und der medizinischen Statistik: bei der ersteren können die Zählungen (Beobachtungen), aus denen man Schlüsse ziehen will, vollständig beendigt; bei der letzteren nur zu einem kleinen Theile durchgeführt werden. Man kann recht gut ermitteln, wie viele Procente der Bevölkerung der ersten Lebensdekade z. Z. angehören; man kann aber nicht auszählen, welchen Procentsatz die Mortalität der Lungenentzündung gegenwärtig bei uns hat. In der pathologischen und therapeutischen Statistik hat man stets die Schwierigkeit zu überwinden, dass aus einer ziemlich unvollständigen Induction die Gesetze zu abstrahiren sind.

Die Wahrscheinlichkeitsrechnung kann uns zum Theil über diese Schwierigkeit hinweghelfen; sie kann und soll uns zeigen, 1) wie weit in der Medizin die Beobachtungen auszudehnen sind, damit die Resultate auf allgemeinere Gültigkeit Anspruch haben; 2) welchen Grad von Genauigkeit die gewöhnlich publicirten Beobachtungsreihen besitzen. Selbstverständliche Voraussetzung der Rechnung ist die Richtigkeit der zu Grunde gelegten Einzelbeobachtungen; man könnte zu diesem Behuf den berühmten Satz von Morgagni folgendermaassen formuliren: Non solum numerandae sed etiam perpendendae sunt observationes. *) Darum wird man auch nur auf denjenigen Gebieten der Medizin, wo die Diagnose mit Sicherheit gestellt werden kann, und nur mit Beobachtungsreihen, die von competenten Forschern herrühren, den Versuch wagen, nach physicalischen Principien das Gesetz der Erscheinung einer Krankheit, ihre Mortalität und ihre Beeinflussung durch verschiedene Heilverfahren, festzustellen.

Freilich bietet der Gegenstand ganz besondere Schwierigkeiten. Schon an sich steht die statistische Methode (Massenbeobachtung) weit hinter der experimentirenden zurück. Aber wie auch der Physiker auf den Gebieten, wo er nicht mit reinen Stoffen, isolirten Erscheinungen experimentiren kann, beispielsweise in der Meteorologie, die Massenbeobachtungen zu Hilfe nehmen muss: so ist man in der Heilkunde ganz und gar auf die Massenbeobachtungen angewiesen, um Gesetze über den natürlichen Verlauf von Krankheiten und über die Wirksamkeit von Heilmitteln festzustellen; übrigens wird sich sogar herausstellen, dass gut gruppirte Massenbeobachtungen mitunter die Rolle des Experimentes vertreten können. Ferner existiren ja keine Krankheiten, sondern nur kranke Individuen; die Einzelfälle, denen man denselben Krankheitsnamen vindicirt, sind

---

*) Diese Prüfung, über welche allgemeine Regeln sich nicht aufstellen lassen, kann nur nach logischen Principien von Fachkundungen ausgeführt werden.

Wie man in dem seltenen Falle, dass eine fingirte Beobachtungsreihe veröffentlicht worden, mit Hilfe der Wahrscheinlichkeitsrechnung die Fiction darlegen kann, hat Hagen (in seiner Wahrscheinlichkeitsrechnung p. 104) an einem Beispiel auf das glänzendste nachgewiesen.

nicht identische Einheiten. Aber es giebt auch in der organischen Natur keine Gattungen und Arten, sondern nur differente Einzelwesen, die dann der Zoologe und Botaniker (und zwar mit vollem Recht) nach ihrer Aehnlichkeit und Verwandtschaft in grössere und kleinere Gruppen zusammenfasst. Um die medizinischen Erfahrungen zu einer Wissenschaft zu gestalten, sind wir auch genöthigt, die Einzelbeobachtungen zu gruppiren: und dies hat man von jeher mit Vortheil gethan.

Die Widersprüche und die Verwirrung, namentlich auf therapeutischem Gebiete*), rühren zum Theil davon her, dass man zwar zählte — aber die Gesetze der Zahlen nicht genügend berücksichtigte oder nicht berücksichtigen konnte**).

Eine wirklich wissenschaftliche Begründung der medizinischen Statistik durch Wahrscheinlichkeitsrechnung wird die schmählichen Urtheile über Statistik aus der Welt schaffen, die man in der heutigen medizinischen Literatur so häufig zu Gesicht bekommt***).

Die principiellen Bedenken, ob man überhaupt die numerische Methode und die Wahrscheinlichkeitsrechnung auf die Nosologie und Therapeutik anwenden könne, hat zuerst Jacob

*) Andral: Avec 30 ou 40 observations vous pourrez établir le diagnostic et l'anatomie pathologique d'une maladie; mais il vous faudra plusieurs années pour arriver à un résultat satisfaisant en therapeutique.

**) So klagt der um die Einführung der numerischen Methode in die Medicin hochverdiente Bouillaud: „Je ne possède pas pour mon compte tous les éléments nécessaires."

***) La statistique se rend, comme une fille publique, au premier venu. (Les Mondes). Statistics can be made to prove anything. (Edinburg Med. Journal).

Bernouilli (im Anfang des vorigen Jahrhunderts) kurz aber gründlich beseitigt *).

„Objiciunt primo, aliam esse rationem calculorum, aliam morborum aut mutationum aëris; illorum numerum determinatum esse, horum indeterminatum et vagum. Ad quod respondeo, utrumque respectu cognitionis nostrae aeque poni incertum et indeterminatum; sed quicquam in se et sua natura tale **) esse, non magis a nobis posse concipi, quam concipi potest, idem simul ab Auctore naturae creatum esse et non creatum; quaecunque enim Deus fecit, eo ipso dum fecit, etiam determinavit" ***).

Im Jahre 1840 hat Gavarret †), auf Grund der Rechnungen von Poisson ††) ausführlich die hier in Betracht kommenden Verhältnisse auseinandergesetzt, — aber so wenig Beachtung bei den Medizinern gefunden, dass er gewissermaassen von Prof. A. Fick wieder entdeckt werden musste †††). Der Grund dieser Vernachlässigung liegt hauptsächlich in dem Widerwillen der Mediziner gegen mathematische Erörterungen.

*) J. Bernouilli Ars conjectandi pars IV, p. 227.

**) sc. indeterminatum.

***) D. h. Was uns zufällig erscheint, ist nicht seiner Natur nach zufällig, sondern von Ursachen abhängig, die wir nicht kennen.

†) Principes généraux de statistique médicale Paris 1840. 8°. p. 312.

††) Recherchen sur la probabilité des jugements Paris 1837. Deutsch von Schnuse (Lehrbuch der Wahrscheinlichkeitsrechnung v. Poisson, 1841).

†††) Medizinische Physik. II. Aufl. 1866. Anhang. Ueber Anwendung der Wahrscheinlichkeitsrechnung auf mediz. Statistik.

Oesterlen (in seinem so bekannten Handbuch der mediz. Statistik 1865) giebt nur einleitungsweise eine kurze Notiz über Gavarret's Sätze.

zum Theil aber auch wohl in der Form von Gavarret's Buch, das trotz seines bedeutenden Umfangs wesentliche Lücken enthält; insofern erstlich die Wahrscheinlichkeitsrechnung als bekannt vorausgesetzt wird und zweitens die beiden Hauptsätze über die möglichen Fehler statistischer Beobachtungsresultate nicht bewiesen sondern nur aus Poisson's Werke übernommen werden *). Hierdurch ist der ganzen Darstellung der Stempel des Dogmatischen aufgedrückt: mathematische Sätze sind uns eben nur dann einleuchtend, wenn ihre Richtigkeit uns nachgewiesen ist. Der Beweis der fraglichen Sätze ist aber keineswegs so selbstverständlich, sondern ziemlich complicirt. Wer zur Skepsis neigt, könnte die Richtigkeit der Gavarret'schen Auseinandersetzungen ebenso bezweifeln, wie die irgend einer medizinischen Hypothese z. B. der Homoeopathie.

Ich habe mich bestrebt in der folgenden Studie einen kurzen durchaus elementaren Abriss der Wahrscheinlichkeitsrechnung **) mit Beispielen aus der Medizin und

*) Den Beweis will Gavarret angeblich in einer Note nachholen, welche die Ueberschrift führt: Démonstration des principes énoncés dans l'Article 11.

Im Laufe dieser Note heisst es aber: M. Poisson a demontré dans une suite de calculs, dont il serait au moins inutile (?) de rapporter ici les détails . . .

Consultirt man nun das Werk von Poisson, — so findet man über 100 Seiten ziemlich complicirter Integralrechnungen, die gänzlich ausser dem Bereiche der meisten Aerzte liegen. Vergl. die Bearb. von Schnuse p. 138—278.

**) Wenn ich, statt auf die bekannten (wiewohl nur von wenigen Medizinern studirten!) Bücher von Laplace, Lacroix, Hagen u. A. zu verweisen, die Hauptsätze der Wahrscheinlichkeitsrechnung kurz und einen systematischen leicht verständlichen Beweis der beiden Hauptsätze der medizinischen Statistik, welchen ich Herrn Dr. Natani verdanke, zu geben, und glaube, dass der Gegenstand für das medizinische Publicum wohl beachtenswerth ist. Soll der angehende Arzt ein angehender Naturforscher sein, so muss ihm das Studium der Wahrscheinlichkeitsrechnung besonders empfohlen werden. Wenn ich auch nicht zu den Zahlen-Enthusiasten *) gehöre, die von der medizinischen Statistik eine neue Aera der Therapie erwarten; so glaube ich doch, dass nach weiterer Ausdehnung und tieferer Begründung der medizinischen Statistik der Fortschritt der Heilkunde viel stetiger sein wird.

leicht verständlich dargelegt habe, so geschah dies lediglich, um denjenigen Medizinern, die sich mit Statistik beschäftigen wollen, aber nur geringe mathematische Kenntnisse besitzen, Zeit und Mühe zu ersparen. Jene mathematische Disciplin zu fördern lag weder in meiner Absicht noch in meinem Vermögen. Ich wäre zufrieden, wenn mein Büchlein etwas dazu beitrüge, in der medizinischen Welt die Wahrscheinlichkeitsrechnung bekannter zu machen.

*) Jatromathematiker hat es zu den verschiedensten Zeitepochen gegeben. So gewiss die Mathematik uns kein neues Heilmittel gegen eine Krankheit ausrechnen kann; so gewiss kann sie uns den Weg zeigen, um zur richtigen Würdigung der schon angewendeten Mittel zu gelangen; und da die Materia medica ziemlich ausgedehnt ist, fast so sehr wie die drei Naturreiche, und man so ziemlich Alles gegen Alles angewendet hat; so dürfte z. Z. die Kritik ebenso wichtig wie die Heuresis sein.

I. Abschnitt.

Wahrscheinlichkeitsrechnung*) für Mediziner.

Erstes Kapitel.

Die mathematische Wahrscheinlichkeit eines Ereignisses**) ist das Verhältniss der diesem Ereigniss günstigen Fälle zu allen möglichen Fällen.

Kann das Ereigniss A unter N überhaupt möglichen Fällen n Mal auftreten, so ist die Wahrscheinlichkeit dieses Ereignisses $w = \frac{n}{N}$. Natürlich ist immer $n < N$, also $\frac{n}{N} < 1$, d. h. w ist immer ein echter Bruch, welcher der Einheit sich beliebig annähern kann. Die Einheit ist das Symbol der Gewissheit; $w = 1$, $(n = N)$ bedeutet, dass in allen überhaupt möglichen Fällen das fragliche Ereigniss zutrifft.

Wenn ein gewöhnlicher (richtiger) 6seitiger Würfel aufgeworfen wird, so kann jede der sechs Seiten kommen; keine hat den Vorzug vor den andern. Sechs Fälle sind überhaupt möglich. Die Wahrscheinlichkeit, irgend eine der sechs Zahlen, z. B. die Zwei, zu treffen, ist gleich $\frac{1}{6}$. Wirft man gleich-

*) Vgl. Laplace, Essai philosophique sur les probabilités, dessen Hauptsätze auch in den klassischen Grundzügen der Wahrscheinlichkeitsrechnung von Hagen (2. Aufl., Berlin 1867) reproducirt sind. Vgl. auch Klügel's mathem. Wörterbuch V, 2. p. 890--1030 u. Lacroix, Traité élémentaire du calcul des probabilités. IV. Edit. Paris 1864.

**) Chance.

zeitig mit 2 Würfeln, so kann jede der 6 Seiten des ersten Würfels (I) mit jeder der 6 Seiten des zweiten (II) zusammentreffen: es sind offenbar 6.6 = 36 verschiedene Würfe möglich, welche die folgende Tabelle einzeln darlegt.

I, II.	I, II.	I, II.	I, II.	I, II.	I, II.
1,1.	2,1.	3,1.	4,1.	5,1.	6,1.
1,2.	2,2.	3,2.	4,2.	5,2.	6,2.
1,3.	2,3.	3,3.	4,3.	5,3.	6,3.
1,4.	2,4.	3,4.	4,4.	5,4.	6,4.
1,5.	2,5.	3,5.	4,5.	5,5.	6,5.
1,6.	2,6.	3,6.	4,6.	5,6.	6,6.

Die Wahrscheinlichkeit, mit 2 Würfeln den bestimmten Pasch (1,1) zu werfen ist gleich $\frac{1}{36}$, da dieser unter den 36 Würfen nur ein Mal vorkommt. Die Wahrscheinlichkeit mit 2 Würfeln irgend einen Pasch zu werfen, deren im Ganzen 6 sind, ist gleich $\frac{6}{36} = \frac{1}{6}$.

Wenn eine verdeckte Urne 5 schwarze und 1 weisse Kugel enthält, so ist die Wahrscheinlichkeit, blindlings eine schwarze Kugel zu ziehen, $w_1 = \frac{5}{6}$; die Wahrscheinlichkeit, eine weisse zu treffen, $w_2 = \frac{1}{6}$. Wenn die Urne 500 schwarze und 100 weisse Kugeln enthält, so ist immer noch

$$w_1 = \frac{500}{500 + 100} = \frac{500}{600} = \frac{5}{6}.$$

Die Aenderung der absoluten Zahl der möglichen Fälle braucht die Wahrscheinlichkeit eines Ereignisses nicht zu verändern, wenn nur die Zahl der günstigen Fälle in entsprechender Weise sich mit verändert, so dass das Verhältniss zwischen den günstigen und den möglichen Fällen dasselbe bleibt.

Die mathematische Wahrscheinlichkeit ist der präcise Ausdruck für den gewöhnlichen Begriff des Wahrscheinlichen und des Unwahrscheinlichen zusammengenommen. (Probabile id est quod fere fieri solet. Cicero.) Wahrscheinlich pflegt man ein solches Ereigniss zu nennen, dessen mathematische Wahrscheinlichkeit $> \frac{1}{2}$: unwahrscheinlich ein solches, dessen mathematische Wahrscheinlichkeit $< \frac{1}{2}$ ist*). Eine mathematische Wahrscheinlichkeit $\frac{6}{10}$ genügt schon für das formale Denken, um ein Ereigniss zu einem wahrscheinlichen zu stempeln; für unser praktisches Handeln verlangen wir grössere Wahrscheinlichkeiten, die sich der Gewissheit mehr annähern.

Der bisher beobachteten Wahrscheinlichkeit aus Gründen oder a priori steht die Wahrscheinlichkeit aus Beobachtungen oder a posteriori entgegen. Für die medizinische Wissenschaft ist die letztere von weit grösserer Bedeutung.

Hat die Erfahrung ergeben, dass von 100 gleich gut gebauten und ausgerüsteten Segelschiffen, die von Hamburg nach New-York in einer Jahreszeit fahren, 3 verunglücken, so ist die Wahrscheinlichkeit, dass ein ähnliches Schiff, welches zu derselben Jahreszeit dieselbe Reise macht, verunglücken kann, $w = \frac{3}{100} = 0{,}03$.

Diese Probabilität muss gelten, bis sie durch weitere Erfahrung widerlegt ist. Hat man durch eine grosse Beobachtungsreihe ermittelt, dass die Lethalität einer bestimmten Krankheit, z. B. der gewöhnlichen akuten Lungenentzündung für ein bestimmtes Lebensalter und eine bestimmte (z. B. die exspectative) Behandlungsweise 10% beträgt, so ist für ein Individuum dieses Alters, welches von derselben Krankheit befallen wird, die Wahrscheinlichkeit des tödtlichen Ausganges $w = \frac{10}{100} = \frac{1}{10}$.

Ist für das Ereigniss A die Wahrscheinlichkeit $w = \frac{n}{N}$,

*) Oder nach unserer Ansicht so ist: die subjective Probabilität richtet sich nach der objectiven Chance der Ereignisse; die letztere ist uns aber oft unbekannt.

und sind, wie in den bisher betrachteten Beispielen nur 2 einander ausschliessende Ereignisse A und B (B gleich Nicht-A) möglich; so ist w_1, die entgegengesetzte Wahrscheinlichkeit von A, oder, was dasselbe bedeutet, die direkte Wahrscheinlichkeit von B, gleich $1-w$.

N Fälle sind möglich, n sind für A günstig; $N-n=n_1$ bleiben für B übrig.

$$n + n_1 = N.$$

$$\frac{n+n_1}{N} = \frac{N}{N} = 1.$$

$\frac{n}{N} + \frac{n_1}{N} = 1.$ Nun ist $\frac{n}{N} = w$, $\frac{n_1}{N} = w_1$; folglich

$$w + w_1 = 1, \text{ oder } w_1 = 1-w.$$

Die Wahrscheinlichkeit des günstigen Ausganges der Lungenentzündung ist

$$1-\tfrac{1}{10} = \tfrac{9}{10}.$$

Sind bei N überhaupt vorkommenden Fällen 3 Ereignisse (A_1, A_2, A_3), aber nur diese 3 möglich; von denen das erste A_1 unter N Fällen n_1 mal, das zweite A_2 unter N Fällen n_2 mal, das dritte A_3 unter N Fällen n_3 mal vorkommt: so muss sein

$$\frac{n_1 + n_2 + n_3}{N} = 1.$$

$$\frac{n_1}{N} + \frac{n_2}{N} + \frac{n_3}{N} = 1 = w_1 + w_2 + w_3.$$

Die Summe der Probabilitäten aller möglichen Ereignisse ist gleich der Gewissheit = 1.

Dieser Satz ist unabhängig von der Zahl der möglichen Ereignisse; denn man hat in gleicher Weise

$$\frac{n_1 + n_2 + n_3 + \ldots n_m}{N} = 1.$$

$$\frac{n_1}{N} + \frac{n_2}{N} + \frac{n_3}{N} + \ldots \frac{n_m}{N} = 1.$$

Wenn die Lungenentzündung in 10% den tödtlichen Ausgang, in 10% chronisches Siechthum (unvollständige Heilung), in 80% vollständige Genesung liefert; so ist

$$\frac{10 + 10 + 80}{100} = 1 = 0{,}10 + 0{,}10 + 0{,}80.$$

Die ganze Schwierigkeit der Probabilitätsrechnung, auch für die Wahrscheinlichkeit a priori, beruht in der Ermittelung der überhaupt möglichen und der einem Ereigniss günstigen Fälle. Diese Schwierigkeit ist mitunter so gross, dass selbst Mathematiker wie d'Alembert sich bei scheinbar einfachen Aufgaben geirrt haben.

Zweites Kapitel.

Bezeichnet N alle möglichen, n die einem Ereigniss A günstigen Fälle, so ist nur dann die Wahrscheinlichkeit des Ereignisses $w = \frac{n}{N}$, wenn die günstigen Fälle alle gleich möglich, resp. wahrscheinlich sind. Sind hingegen die einzelnen günstigen Fälle nicht gleich wahrscheinlich, so muss man, um die Wahrscheinlichkeit für A zu finden, die Summe der Wahrscheinlichkeiten der einzelnen günstigen Fälle nehmen. Wirft man eine Münze auf, so kann entweder Kopf (K) oder Schrift (S) oben liegen. Wir suchen die Wahrscheinlichkeit in 2 Würfen wenigstens ein Mal Kopf zu treffen. In 2 Würfen sind überhaupt die folgenden 4 Fälle möglich:

$$KK,\ KS,\ SK,\ SS.$$

Die 3 ersten Fälle sind günstig für das Ereigniss, dessen Wahrscheinlichkeit wir suchen; die letztere ist also $= \frac{3}{4}$. Man könnte auch anders räsonniren: „Nur 3 Fälle sind möglich: 1) K beim ersten Wurf, dann ist das Spiel aus; 2) S beim ersten Wurf, K beim zweiten; 3) S in beiden Würfen. Hieraus würde die gesuchte Wahrscheinlichkeit sich $= \frac{2}{3}$ ergeben, wenn man mit d'Alembert diese 3 Fälle als gleich möglich betrachtete. Aber die Wahrscheinlichkeit, K beim ersten Wurf herbeizuführen, ist $= \frac{1}{2}$. Dieser einfache Fall entspricht den beiden zusammengesetzten *KK* und *KS* (von denen jeder die Wahrscheinlichkeit $\frac{1}{4}$ besitzt), und hat also $w = \frac{1}{2}$, wie auch von vornherein einleuchtend ist. Die Wahrscheinlichkeit, *K* beim zweiten Wurf herbeizuführen, ist $= \frac{1}{4}$. Folglich ist die Wahrscheinlichkeit, *K* überhaupt 1 Mal bei 2 Würfen herbeizuführen, gleich $\frac{1}{2} + \frac{1}{4} = \frac{3}{4}$, genau wie bei der ersten Betrachtungsweise.

Drittes Kapitel.

Von der bisher betrachteten absoluten Wahrscheinlichkeit muss man die relative W. unterscheiden:

2 Personen, *A* und *B*, spielen mit 2 Würfeln unter der Bedingung, dass *A* gewinnt, wenn 4 Augen, *B* gewinnt, wenn 7 Augen geworfen werden. Aus der Tabelle im ersten Kapitel folgt, dass 4 auf 3 verschiedene Arten geworfen werden kann, nämlich 1,3; 2,2; 3,1; dass hingegen 7 auf 6 verschiedene Arten geworfen werden kann, nämlich

1,6; 2,5; 3,4; 4,3; 5,2; 6,1.

Da alle übrigen Würfe unberücksichtigt bleiben, so ist die Zahl der in Betracht kommenden Fälle = 9; von diesen sind 3 für *A*, 6 für *B* günstig. Die relative Wahrscheinlichkeit des Gewinnes ist also für den ersten Spieler $= \frac{3}{9}$, für den zweiten $= \frac{6}{9}$. Die beiden relativen Wahrscheinlichkeiten verhalten sich zu einander wie 1 : 2. Dasselbe Resultat erhält man auch, wenn man die absolute Wahrscheinlichkeiten der Würfe 4 und 7 mit ihrer Summe vergleicht

$$\frac{\frac{3}{36}}{\frac{3}{36} + \frac{6}{36}} = \frac{3}{9},$$

$$\frac{\frac{6}{36}}{\frac{3}{36} + \frac{6}{36}} = \frac{6}{9}.$$

Sei allgemein N die Anzahl aller Fälle, n' die für A günstigen, n'' die für B günstigen (so dass $n' + n'' < N$); so ist die relative Wahrscheinlichkeit für A

$W_1 = \frac{n'}{n' + n''}$; und die relative W. für B

$W_2 = \frac{n''}{n' + n''}$. Natürlich ist die absolute W. für A

$w' = \frac{n'}{N}$; und die absolute W. für B

$w'' = \frac{n''}{N}$. Nun ist

$$W_1 = \frac{n'}{n' + n''} = \frac{(n' : N)}{(n' : N) + (n'' : N)} = \frac{w'}{w' + w''}.$$

$$W_2 = \frac{n''}{n' + n''} = \frac{(n'' : N)}{(n' : N) + (n'' : N)} = \frac{w''}{w' + w''}.$$

Die relative Wahrscheinlichkeit eines Ereignisses wird erhalten, wenn man seine absolute Wahrscheinlichkeit durch die Summe der absoluten Wahrscheinlichkeiten der in Betracht gezogenen Ereignisse dividirt.

Mit der relativen Wahrscheinlichkeit zweier oder mehrerer Ereignisse ist gleichbedeutend das Verhältniss, in dem 2 oder mehrere absolute Wahrscheinlichkeiten zu einer stehen. In der Medizin kann man öfters die absolute Wahrscheinlichkeit einer Erkrankung für die einzelnen Lebensalter (z. B. die einzelnen Dekaden vom 1. bis 10., 10. bis 20. Jahr, u. s. f.) nicht ermitteln, wohl aber das Verhältniss, in dem diese absoluten Wahrscheinlichkeiten zu einander stehen, und das ist vorläufig wichtig genug, da man aus den Verhältnisszahlen, ebenso wie aus den absoluten Grössen, das Zu- oder Abnehmen der Erkrankung während der einzelnen Lebensdekaden sehr genau zu beurtheilen vermag.

Fabini (Graefe und Walther's Journal für Chirurgie und Augenheilkunde, XIV, 545, Berlin 1820) fand unter 500 Staarpatienten

vom 1. bis 10. Lebensjahr	14	Fälle;	d. i.	2,8 %	= 0,028 x*)	= $p_1 \cdot x$
„ 10. „ 20. „	16	„	„	3,2 %	= 0,032 x	= $p_2 \cdot x$
„ 20. „ 30. „	18	„	„	3,6 %	= 0,036 x	= $p_3 \cdot x$
„ 30. „ 40. „	18	„	„	3,6 %	= 0,036 x	= $p_4 \cdot x$
„ 40. „ 50. „	51	„	„	10,2 %	= 0,102 x	= $p_5 \cdot x$
„ 50. „ 60. „	102	„	„	20,4 %	= 0,204 x	= $p_6 \cdot x$
„ 60. „ 70. „	172	„	„	34,4 %	= 0,344 x	= $p_7 \cdot x$
„ 71. und darüber	109	„	„	21,8 %.		

*) Wir setzen die unbekannte Zahl aller Staarpatienten seines örtlichen und zeitlichen Beobachtungsbereiches (oder auch des ganzen Landes) gleich x und setzen ferner 0,028 = p_1 u. s. f.

Bezeichnen wir die Wahrscheinlichkeit der Cataractbildung für die erste Lebensdekade mit W_1, für die zweite mit W_2, für die dritte mit W_3 u. s. f.: so verhält sich, wie leicht ersichtlich, keineswegs $W_1 : W_2 : W_3 \ldots = p_1 : p_2 : p_3 \ldots$. Um das Verhältniss $W_1 : W_2 : W_3 \ldots\ldots$ zu ermitteln, muss man wissen, wie sich die einzelnen Dekaden auf die Gesammtbevölkerung vertheilen. Nach der Volkszählung im Königreich Preussen vom Jahre 1867 entfallen

(die Gesammtbevölk. = X gesetzt.)

auf das	1.	bis	10.	Lebensjahr	24,9 %;	d. i.	0,249	$X = P_1 . X$
„ „	10.	„	20.	„	19,9 %;	„	0,199	$X = P_2 . X$
„ „	20.	„	30.	„	16,4 %;	„	0,164	$X = P_3 . X$
„ „	30.	„	40.	„	13,0 %;	„	0,130	$X = P_4 . X$
„ „	40.	„	50.	„	11,1 %;	„	0,111	$X = P_5 . X$
„ „	50.	„	60.	„	7,5 %;	„	0,075	$X = P_6 . X$
„ „	60.	„	70.	„	4,7 %;	„	0,047	$X = P_7 . X$
„ „	70.	„	80.	„	1,8 %;	„	0,018	$X = P_8 . X$
„ „	80.	„	90.	„	0,3 %;	„	0,003	$X = P_9 . X$
„ „	90.	„	100.	„	0,02 %;	„	0,0002	$X = P_{10} . X$

Nunmehr sieht man sofort, dass

$$W_1 : W_2 = \frac{0{,}028\,x}{0{,}249\,X} : \frac{0{,}032\,x}{0{,}199\,X} = \frac{0{,}028}{0{,}249} : \frac{0{,}032}{0{,}199} = \frac{p_1}{P_1} : \frac{p_2}{P_2}.$$

Die Unbekannten x und X heben sich fort.

Man hat einfach

$$W_1 : W_2 : W_3 : W_4 : W_5 : W_6 : W_7 = \frac{p_1}{P_1} : \frac{p_2}{P_2} : \frac{p_3}{P_3} : \frac{p_4}{P_4} : \frac{p_5}{P_5} : \frac{p_6}{P_6} : \frac{p_7}{P_7}$$

$$= 0{,}11 : 0{,}16 : 0{,}22 : 0{,}27 : 0{,}92 : 2{,}7 : 7{,}3$$

$$= 1 : 1{,}5 : 2 : 2{,}5 : 8{,}3 : 24{,}5 : 66{,}3.$$

$W_1 : W_2 : W_3 \ldots$ wächst ausserordentlich viel rascher als $p_1 : p_2 : p_3 \ldots$

W_3 ist 2 Mal so gross als W_1,
W_7 „ 66 „ „ „ „ „ .

Stellen wir das gewonnene Resultat graphisch dar; so bedeutet das Rechteck 01 *ba* die Wahrscheinlichkeit der Cataractbildung für die erste Dekade.

das	Rechteck	$12dc$	die	Wahrscheinlichkeit	für	die	2.	Dekade,
„	„	$23fe$	„	„	„	„	3.	„
„	„	$34hg$	„	„	„	„	4.	„
„	„	$45ki$	„	„	„	„	5.	„
„	„	$56ml$	„	„	„	„	6.	„
„	„	$67on$	„	„	„	„	7.	„ .

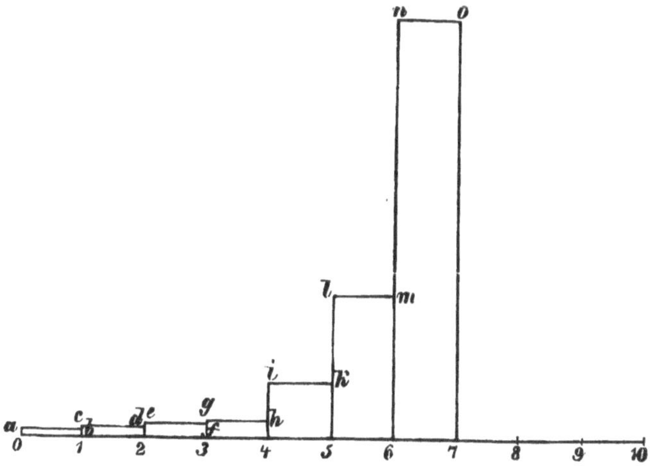

Es lässt sich doch nicht in Abrede stellen, dass die Betrachtung dieser Zeichnung eine ausserordentlich viel klarere Anschauung von dem Sachverhältniss giebt, als die gewöhnliche Phrase der Compendien, dass Cataract vorwiegend eine Krankheit des reiferen Alters sei.

Man unterscheidet ferner zwischen der einfachen Wahrscheinlichkeit eines Ereignisses und zwischen der zusammengesetzten Wahrscheinlichkeit mehrerer Ereignisse.

A) Die Probabilität, dass unter mehreren Ereignissen irgend eines eintrete, ist gleich der Summe der Probabilitäten der in Betracht gezogenen Ereignisse.

Sei N die Anzahl aller Fälle, $n' + n'' + n''' = n$ die Anzahl der günstigen Fälle beziehentlich für das Ereigniss A_1, A_2, A_3 . . . ., so ist die gesuchte Wahrscheinlichkeit, da jeder der n Fälle günstig ist,

$$w = \frac{n}{N} = \frac{n'}{N} + \frac{n''}{N} + \frac{n'''}{N} \ldots$$

Wenn 2 Personen P und Q mit 2 Würfeln spielen, unter der Bedingung, dass P bei dem Wurf 4 oder 7 gewinnt, Q aber bei allen übrigen Würfen, so ist die Wahrscheinlichkeit des Gewinnes für

$$P = \frac{3}{36} + \frac{6}{36} = \frac{9}{36}.$$

B) Wenn zwei Ereignisse von einander unabhängig sind, so ist die Wahrscheinlichkeit ihres Zusammentreffens das Product der Wahrscheinlichkeiten für die beiden einzelnen Ereignisse.

Für das Ereigniss A sei N' die Anzahl aller möglichen, n' die aller günstigen Fälle, also $w' = \frac{n'}{N'}$; und für das Ereigniss B sei $w'' = \frac{n''}{N''}$. Jeder der N' Fälle kann mit jedem der N'' Fälle zusammentreffen; mithin ist für die vorliegende Aufgabe die Zahl aller möglichen Fälle $= N'.N''$. Unter allen diesen $N'.N''$ Fällen kann jeder der n' für A günstigen Fälle mit jedem der n'' für B günstigen Fälle zusammentreffen. Die Anzahl der dem Zusammentreffen von A und B günstigen Fälle ist $n'.n''$. Folglich ist die gesuchte Wahrscheinlichkeit (für die Concurrenz von A mit B) $w = \frac{n'.n''}{N'.N''}$.

Wenn 2 Personen P und Q gleichzeitig jede 2 Würfel aufwirft, wie gross ist die Wahrscheinlichkeit, dass die eine 8, die andere 9 Augen treffe?

$$w = \frac{5}{36} \times \frac{4}{36} = \frac{5}{324}.$$

Haben wir ausser A und B noch ein drittes Ereigniss C mit der einfachen Wahrscheinlichkeit $w''' = \frac{n'''}{N'''}$, so kann man das Zusammentreffen von A und B als ein einzelnes Ereigniss betrachten, dessen Wahrscheinlichkeit w bereits bekannt ist; $w = (w' . w'')$.

Die Wahrscheinlichkeit W, dass noch C mit (A, B) zusammentrifft, ist nach dem vorhergehenden, $W = (w'. w''). w''' = w'. w''. w'''$ u. s. f. Ist für ein Ereigniss A die Wahrscheinlichkeit $W_1 = \frac{n}{N}$, so ist die Wahrscheinlichkeit, dass dasselbe 2 Mal nacheinander (resp. unter Umständen nebeneinander) auftrete, $W_2 = \frac{n . n}{N . N} = \frac{n^2}{N^2} = \left(\frac{n}{N}\right)^2$, und dass es 3 Mal hintereinander auftrete, $W_3 = \left(\frac{n}{N}\right)^2 . \frac{n}{N} = \left(\frac{n}{N}\right)^3$, dass es endlich x Mal hintereinander auftrete, $W_x = \left(\frac{n}{N}\right)^x$.

Die Wahrscheinlichkeit, mit einem Würfel 6 zu werfen, ist $= \frac{1}{6}$. Die Wahrscheinlichkeit, den Wurf 6,6 mit 2 Würfeln herbeizuführen, gleichgültig, ob man die beiden Würfel gleichzeitig oder nacheinander aufwirft, ist $= (\frac{1}{6})^2 = \frac{1}{36}$. Die Wahrscheinlichkeit, mit 2 Würfeln zwei Mal nach einander 6, 6 zu werfen, ist $= (\frac{1}{36})^2 = \frac{1}{1296}$.

Da die Potenzen eines echten Bruches mit wachsendem Exponenten stetig abnehmen, so kann die öftere Aufeinanderfolge eines an sich sehr wahrscheinlichen Ereignisses höchst unwahrscheinlich werden.

Sei es festgestellt, dass ein guter Operateur bei der linearen Extraction des gewöhnlichen grauen Staares 97 % Heilungen und 3 % Verluste erlebe, so ist die Wahrscheinlichkeit der Heilung für jeden einzelnen Fall $= \frac{97}{100}$, also der Gewissheit sehr nahe.

Die Wahrscheinlichkeit, in einer Centurie von Operationen nur Heilungen zu haben, ist

$$w = \left(\tfrac{97}{100}\right)^{100} = 0{,}97^{100}$$

$$\text{logar. comm. } 0{,}97 = 0{,}9868 - 1$$

$$\times\ 100$$

$$\log. w = 98{,}68 - 100 = 0{,}68 - 2$$

$$w = 0{,}0479 = \tfrac{48}{1000}.$$

Unter 1000 Centurien von Operationen wird dieses günstige Ereigniss 48 Mal vorkommen.

Hiernach kann man auch beurtheilen, ob zwei pathologische Zustände A und B einen ätiologischen Zusammenhang haben oder nicht.

Ist die absolute Wahrscheinlichkeit von $A = \frac{n}{m}$, die von $B = \frac{p}{q}$, so hat man für die Concurrenz von A und B, wenn beide von einander unabhängig sind, die Chance $c = \frac{np}{mq}$. Die beobachtete Zahl der relativen Häufigkeit der Concurrenz von A und B sei C. Ist c annähernd gleich C, so besteht hiernach kein Grund zu der Annahme, dass A und B eine gemeinschaftliche Ursache haben, resp. dass A das Auftreten von B, oder B das Auftreten von A nach sich zieht. Ist C bedeutend grösser als c — beide stellen echte Brüche dar —, so kann man einen ätiologischen Zusammenhang zwischen A und B annehmen. Ist endlich C bedeutend kleiner als c, so wäre es nicht ungereimt, anzunehmen, dass A und B einander theilweise ausschliessen. Natürlich müssen die Chancen für A und B (resp. $\frac{n}{m}$ und $\frac{p}{q}$), welche die Basis der Rechnung abgeben, aus hinlänglich ausgedehnten Beobachtungsreihen ermittelt sein.

Auf Grund derartiger Erwägungen hat Buchanan neuerdings den ätiologischen Zusammenhang der gewöhnlichen epidemischen Krankheiten untersucht.

Sehr wichtig für unsere Zwecke ist die Betrachtung der zusammengesetzten Wahrscheinlichkeit bei wiederholten Versuchen. Nehmen wir zunächst*) den einfachsten Fall, wo 2 Ereignisse A und B einander entgegengesetzt und ihre respectiven Wahrscheinlichkeiten einander gleich, also jede $= \frac{1}{2}$ ist, wie es z. B. der Fall ist, wenn aus einer Urne, worin eine grosse Anzahl schwarzer und eine ebenso grosse weisser Kugeln vorhanden ist, immer eine Kugel gezogen und nach Feststellung ihrer Farbe wieder hineingeworfen wird, damit die Gesammtzahl der Kugeln für jede Ziehung dieselbe sei. Bei der ersten Ziehung ist es ebenso wahrscheinlich, dass eine schwarze, wie dass eine weisse Kugel kommt. Die beiden möglichen Fälle sind, wenn S eine schwarze, W eine weisse Kugel bedeutet,

$$S, \; W.$$

Bei 2 Ziehungen sind die möglichen Fälle

$$SS, \; SW, \; WS, \; WW.$$

Die Wahrscheinlichkeit einer jeden dieser 4 Combinationen ist also $= \frac{1}{4}$. Bleibt die Reihenfolge, in der die weissen und schwarzen Kugeln auftreten können, unbeachtet, so fallen die beiden mittleren Combinationen SW und WS in eine zusammen, deren Wahrscheinlichkeit $= 2 \cdot \frac{1}{4} = \frac{1}{2}$ ist, während die Wahrscheinlichkeit für SS und für WW jede $= \frac{1}{4}$ bleibt. Betrachtet man 3 Ziehungen, so erhält man nach der Lehre von den Combinationen die möglichen Fälle, indem man zu jedem Glied der 2. Klasse (SS, SW, WS, WW) noch ein S oder ein W hinzufügt. Die möglichen Fälle bei 3 Ziehungen sind also

$$SSS, \; SSW; \; SWS, \; SWW;$$
$$WSS, \; WSW; \; WWS, \; WWW.$$

Die Anzahl der möglichen Fälle verdoppelt sich also (von 4 auf 8); die Wahrscheinlichkeit jedes einzelnen Falles wird halb so gross, als sie früher war, nämlich $= \frac{1}{8}$. Nimmt man wieder keine Rücksicht auf die Reihenfolge, so werden aus den 8 Fällen 4, nämlich SSS, SSW, SWW, WWW. Jeder der beiden mittleren dieser 4 Fälle ist aus 3 Fällen zusammen-

*) Nach Hagen.

gesetzt: *SSW* aus *SSW*, *SWS* und *WSS*; *SWW* aus *SWW*, *WSW* und *WWS*. (Es ist auch einleuchtend, dass man aus *SSW* durch Stellungsänderung von *S* und *W* nur 3 Unterfälle bilden kann.) Die Wahrscheinlichkeiten für die bei 3 Ziehungen möglichen 4 Fälle sind

a) für *SSS* und *WWW* je $\frac{1}{8}$,

b) für *SSW* und *SWW* je $3 \cdot \frac{1}{8} = \frac{3}{8}$.

Das Gesetz, wonach die Wahrscheinlichkeiten für die verschiedenen Verbindungen von *S* und *W* bei wiederholten Ziehungen gebildet werden, ist einfach und entspricht den entwickelten Potenzen des Binomium $(S + W)$.

Bei der ersten Ziehung sind 2 gleich wahrscheinliche Fälle möglich (*S* und *W*); bei jeder folgenden Ziehung verdoppelt sich die Anzahl der Fälle, indem zu jedem der beiden ersten Fälle noch je ein *S* oder *W* hinzugefügt werden kann. Folglich giebt es bei V Ziehungen 2^V einzelne Fälle, die alle gleich wahrscheinlich sind; die Wahrscheinlichkeit eines jeden von ihnen ist also $= \frac{1}{2^V}$. Von diesen Fällen (Combinationen von *S* und *W*) sind indess immer einige nur durch die Stelle des *S* und *W* verschieden und vereinigen sich zu einer Gruppe, wenn man die Reihenfolge nicht berücksichtigt. Genau dasselbe geschieht, wenn das Binomium $(S + W)$ zu irgend einer ganzen Potenz erhoben wird, wobei auch die Stellung der Faktoren — ob *SSW* oder *SWS*, da beides mit S^2W bezeichnet wird — ohne Einfluss ist, und somit dieselben Glieder mehrfach vorkommen resp. mit den bekannten Binomialcoefficienten behaftet sind. Indem bei jeder neuen Ziehung zu jeder möglichen Combination der vorigen Ziehung noch ein *S* und ein *W* hinzukommt, verändern sich die Combinationen genau in derselben Art, wie die Glieder eines Binomium, sobald der Exponent um 1 wächst. Hiernach ist bei V Ziehungen die Anzahl der wirklich (d. h. in Beziehung auf die Zahl der einzelnen *S* und *W*) verschiedenen Combinationen — ohne Rücksicht auf die Reihenfolge der einzelnen S und W — gleich V + 1; und die Zähler Z) der Ausdrücke für die Wahrscheinlichkeiten der einzelnen Combinationen sind

$Z_0 = 1$ für V schwarze, 0 weisse Kugel,

$Z_1 = \mathrm{V}$ für (V − 1) schwarze, 1 weisse Kugeln,

$Z_2 = \frac{\mathrm{V}(\mathrm{V}-1)}{1 \cdot 2}$ für (V − 2) schwarze, 2 weisse Kugeln,

$Z_3 = \frac{\mathrm{V}(\mathrm{V}-1)(\mathrm{V}-2)}{1 \cdot 2 \cdot 3}$ für (V−3) schwarze, 3 weisse Kugeln.

Der Nenner einer jeden dieser Wahrscheinlichkeiten ist 2^{V}.

Dieser wichtige Satz behält aber auch seine Gültigkeit, wenn die Ereignisse A und B verschiedene Chancen besitzen. Sei*) die Wahrscheinlichkeit von A $w_{,} = \frac{m}{m+n}$, die Wahrscheinlichkeit von B $w_{,,} = \frac{n}{m+n}$, so dass $w_{,} + w_{,,} = 1$. Bei einer Ziehung sind 2 Fälle möglich — A und B — mit den respectiven Wahrscheinlichkeiten $\frac{m}{m+n}$ und $\frac{n}{m+n}$. Bei zwei Ziehungen sind 4 Fälle möglich

— A, A; A, B; B, A; B, B. —

Ihre Wahrscheinlichkeiten sind nach dem oben (p. 10) entwickelten Satz B)

$$\frac{m \cdot m}{(m+n)(m+n)}; \quad \frac{m \cdot n}{(m+n)(m+n)}; \quad \frac{n \cdot m}{(m+n)(m+n)};$$
$$\frac{n \cdot n}{(m+n)(m+n)}.$$

Zieht man A, B und B, A in einen Fall zusammen, so werden für die 3 Combinationen

$A\,A$; A, B; B, B die Wahrscheinlichkeiten resp.

$$\frac{m^2}{(m+n)^2}; \quad \frac{2\,mn}{(m+n)^2}; \quad \frac{n^2}{(m+n)^2}.$$

*) Nach Lacroix, Traité élémentaire du calcul des probabilités IV. Ed. Paris 1864.

Die Zähler der einzelnen Wahrscheinlichkeiten sind die Glieder der Entwickelung von $(m + n)^2$; der Nenner ist allen gemeinschaftlich $= (m + n)^2$; die Summe der Wahrscheinlichkeiten aller möglichen Fälle ist natürlich $= 1$.

$$\frac{m^2 + 2\,mn + n^2}{(m + n)^2} = 1.$$

Für 3 Ziehungen sind die möglichen Fälle

AAA; AAB; ABA; BAA;
ABB; BAB; BBA; BBB.

Ihre respectiven Wahrscheinlichkeiten sind

$$\frac{m^3}{(m + n)^3};\quad \frac{mmn}{(m + n)^3};\quad \frac{mnm}{(m + n)^3};\quad \frac{nmm}{(m + n)^3};$$

$$\frac{mnn}{(m + n)^3};\quad \frac{nmn}{(m + n)^3};\quad \frac{nnm}{(m + n)^3};\quad \frac{nnn}{(m + n)^3}.$$

Abstrahirt man von der Reihenfolge der A und B, so bleiben von den 8 Fällen 4:

AAA; AAB; ABB; BBB

mit den Wahrscheinlichkeiten

$$\frac{m^3}{(m + n)^3};\quad \frac{3\,m^2\,n}{(m + n)^3};\quad \frac{3\,mn^2}{(m + n)^3};\quad \frac{n^3}{(m + n)^3}.$$

Zu analogen Resultaten gelangt man für eine beliebige Anzahl von Ziehungen.

Die Entwickelung von

$(m + n)^p$, nämlich $m^p + p\,.\,m^{p-1}\,.\,n + p\,\frac{(p - 1)}{1\,.\,2}\,m^{p-2}\,.\,n^2$

$$\ldots. + n^p$$

giebt die Zähler für die Wahrscheinlichkeit der Combinationen

$p \times A$; $(p - 1) \times A$, $1 \times B$; $(p - 2) \times A$, $2 \times B$;
$\ldots\ldots$; $p \times B$.

Der Nenner einer jeden dieser Wahrscheinlichkeiten ist $(m + n)^p$. Die Summe aller dieser Wahrscheinlichkeiten ist

$$\frac{(m + n)^p}{(m + n)^p} = 1.$$

Man kann die entwickelte Summe der einzelnen Wahrscheinlichkeiten folgendermassen schreiben:

$$\frac{m^p}{(m+n)^p} + p.\frac{m^{p-1}}{(m+n)^p}.n + p\frac{(p-1)}{1.2}.\frac{m^{p-2}}{(m+n)^p}.n^2 \ldots + n^p,$$

oder (da im Nenner des 2. Gliedes

$(m+n)^p = (m+n)^{p-1}.\ (m+n)$; im Nenner des 3. Gliedes

$(m+n)^p = (m+n)^{p-2}.\ (m+n)^2$ u. s. f.):

$$\frac{m^p}{(m+n)^p} + p.\frac{m^{p-1}}{(m+n)^{p-1}}.\frac{n}{(m+n)} + p\frac{(p-1)}{1.2}.\frac{m^{p-2}}{(m+n)^{p-2}}.\frac{n^2}{(m+n)^2}$$
$$\ldots . + n^p:$$

also, indem man immer die Factoren mit gleichen Exponenten im Zähler und Nenner vereinigt und für $\left(\frac{m}{m+n}\right)$ seinen Werth $w_,$ und für $\left(\frac{n}{m+n}\right)$ seinen Werth $w_{,,}$ setzt:

$$w_,^p + p.\ w_,^{p-1}.\ w_{,,} + p.\ \frac{(p-1)}{1.2}\ w_,^{p-2}.\ w_{,,}^2 \ldots . + w_{,,}^p = 1.$$

Jedes Glied dieser Entwickelung giebt die Wahrscheinlichkeit, in p Ziehungen dasjenige aus A und B zusammengesetzte Ereigniss zu erhalten, in welchem A so oft wiederholt vorkommt, als es der Exponent von $w_,$ angiebt; B aber so oft vorkommt, als es der Exponent von $w_{,,}$ angiebt. Das vorderste (nullte) Glied giebt die Wahrscheinlichkeit, dass in p Ziehungen A p mal, B null mal vorkommt; das folgende (erste) Glied giebt die Wahrscheinlichkeit, dass in p Ziehungen A $(p-1)$ mal, B 1 mal vorkommt u. s. f. —

Wenn 2 Ereignisse A und B von einander abhängig sind, so findet man die Wahrscheinlichkeit des Zusammentreffens von A und B, indem man die Wahrscheinlichkeit des Eintreffens von A multiplicirt mit der Wahrscheinlichkeit, dass, wenn A eingetreten ist, B eintreten werde.

Sind 3 Urnen vorhanden, A, B und C, von denen man nur das weiss, dass 2 lediglich weisse, eine aber lediglich schwarze Kugeln enthält, während man noch nicht weiss, welche der Urnen die schwarzen Kugeln beherbergt, so ist die Wahrscheinlichkeit, aus der Urne C weisse Kugeln zu ziehen, $= \frac{2}{3}$, da von den 3 vorhandenen Urnen 2 weisse Kugeln enthalten.

Hat man nun wirklich weisse Kugeln aus C gezogen, so ist die Wahrscheinlichkeit, aus B weisse Kugeln zu ziehen, $= \frac{1}{2}$, da von den beiden Urnen A und B nur noch die eine weisse Kugeln führen kann. Also ist von vornherein die Wahrscheinlichkeit, sowohl aus C als auch aus B weisse Kugeln zu ziehen, gleich $\frac{2}{3} \cdot \frac{1}{2} = \frac{1}{3}$. Natürlich, dieses zusammengesetzte Ereigniss ist identisch mit dem Fall, dass gerade A schwarze Kugeln enthält, und die Wahrscheinlichkeit dieses Falles ist von vornherein $= \frac{1}{3}$, da von den 3 Urnen eine schwarze Kugeln enthält.

Man erkennt hieraus so recht die subjective Natur des Wahrscheinlichkeitsbegriffes. Die Probabilität wechselt je nach dem augenblicklichen Zustande unseres Wissens. Die Wahrscheinlichkeit, eine weisse Kugel aus B zu ziehen, ist von vornherein $= \frac{2}{3}$; sie fällt auf $\frac{1}{2}$, nachdem man aus C eine weisse Kugel gezogen; sie würde auf 1 aufsteigen, d. h. in Gewissheit übergehen, wenn man aus C eine schwarze Kugel gezogen hätte.

Berechnet man die Wahrscheinlichkeit eines bereits eingetretenen Ereignisses A und die Wahrscheinlichkeit eines zusammengesetzten Ereignisses (A, B), das von A und einem noch in Aussicht stehenden Zufall B abhängt: so ist die Wahrscheinlichkeit dieses Zufalls B gleich der Wahrscheinlichkeit des zusammengesetzten Ereignisses (A, B), dividirt durch die Wahrscheinlichkeit des ersten Ereignisses A.

w' sei die Wahrscheinlichkeit von A,
w'' „ „ „ „ (A, B),
W „ „ gesuchte Wahrsch. „ B,

so ist nach pag. 10

$$w'' = W \, . \, w', \text{ also}$$

$$W = \frac{w''}{w'}$$

Im vorigen Beispiel war die Wahrscheinlichkeit, in der ersten Urne weisse Kugeln zu treffen, $= \frac{2}{3}$; die Wahrscheinlichkeit, in 2 Urnen weisse Kugeln zu treffen, d. h. erst in der 3. Urne schwarze Kugeln zu treffen, $= \frac{1}{3}$. Ist daher eine Urne mit weissen Kugeln schon gewählt, so ist die Wahrscheinlichkeit, wieder weisse Kugeln zu treffen, $= \frac{1}{3} : \frac{2}{3} = \frac{1}{2}$, wie natürlich, da von den beiden übrigen Urnen eben die eine weisse Kugeln enthält.

Bei ganz zufälligen Ereignissen übt die Vergangenheit keinen Einfluss auf die Zukunft aus. Zehn Mal hintereinander mit einer symmetrischen Münze Kopf zu werfen, hat eine Wahrscheinlichkeit von nur $\frac{1}{2^{10}} = \frac{1}{1024}$. Man kann beim Beginn des Spieles 1023 gegen 1 wetten, dass dies nicht der Fall sein wird. Wenn aber 9 Mal hintereinander Kopf gekommen ist, so ist bei dem letzten Wurf die Wahrscheinlichkeit für Kopf $= \frac{1}{2}$. Man wird sogar, nachdem Kopf 9 Mal hintereinander erschienen ist, eher Kopf als Schrift erwarten; man hat Grund zu der Annahme, dass die Münze doch nicht symmetrisch geformt ist, und darum auch weiterhin Kopf vorwiegend erscheinen wird. Ebenso wird man constantes Glück im Operiren, z. B. 50 oder gar 100 aufeinander folgende Heilungen nach Staarextraction, für den Beweis einer besonderen Geschicklichkeit ansehen müssen.

Viertes Kapitel.

Jede der verschiedenen Ursachen (Hypothesen), denen ein beobachtetes Ereigniss zugeschrieben werden kann, ist um so wahrscheinlicher, mit je grösserer Wahrscheinlichkeit die Ursache, wenn sie wirklich vorhanden wäre, das Ereigniss herbeiführen würde.

In einer Urne sind 4 Kugeln vorhanden, schwarze und weisse; wie viel von jeder Art, ist unbekannt. Es wird successive je eine gezogen und wieder in die Urne gelegt, um die Gesammtzahl nicht zu ändern.*)

Hat man in 4 Ziehungen 3 weisse und 1 schwarze Kugel gezogen, so sind 3 Hypothesen über die Ursache dieses Zahlenverhältnisses möglich.

I. Es sind in der Urne 3 weisse Kugeln vorhanden und 1 schwarze; dann ist die Wahrscheinlichkeit, eine weisse Kugel zu ziehen, $w_1 = \frac{3}{4}$; die Wahrscheinlichkeit, eine schwarze zu ziehen, $w_2 = \frac{1}{4}$.

II. Es sind 2 weisse Kugeln und 2 schwarze vorhanden:

$$w_1 = \tfrac{2}{4};\ w_2 = \tfrac{2}{4}.$$

III. Es ist 1 weisse Kugel und 3 schwarze vorhanden:

$$w_1 = \tfrac{1}{4};\ w_2 = \tfrac{3}{4}.$$

Die Wahrscheinlichkeit des beobachteten zusammengesetzten Ereignisses, dass in 4 Ziehungen 3 weisse und 1 schwarze Kugel aus der Urne gezogen worden, wird erhalten, wenn man aus der Entwickelung des Binomium $(w_1 + w_2)^4$ dasjenige Glied nimmt, welches w_1 in der 3., w_2 in der 1. Potenz enthält, nämlich:

$$4\, w_1{}^3 \,.\, w_2.$$

Dieses Glied hat

nach der ersten Hypothese den Werth $W_I = 4 \,.\, (\tfrac{3}{4})^3 \,.\, \tfrac{1}{4} = \tfrac{27}{64}$;

nach der 2. „ „ „ $W_{II} = 4 \,.\, (\tfrac{2}{4})^3 \,.\, \tfrac{2}{4} = \tfrac{16}{64}$;

„ „ 3. „ „ „ $W_{III} = 4 \,.\, (\tfrac{1}{4})^3 \,.\, \tfrac{3}{4} = \tfrac{3}{64}$.

Nun sind selbstverständlich die Wahrscheinlichkeiten der Ur-

*) Nach Lacroix. Nur so ist das Beispiel dem Falle adäquat, welchen man in der medicinischen Statistik regelmässig zu behandeln hat. Da die Zahl der Fälle einer Krankheit, z. B. der Lungenentzündung, unendlich gross ist, so wird die Gesammtzahl nicht geändert, wenn man eine beschränkte Beobachtungsreihe herausgreift.

sachen oder Hypothesen proportional den Wahrscheinlichkeiten, mit welchen die Ursachen das beobachtete Ereigniss herbeiführen würden; denn je leichter eine Ursache das beobachtete Ereigniss bewirken kann, um so wahrscheinlicher ist sie.

In unserem Falle verhalten sich also die Wahrscheinlichkeiten der drei Ursachen $C_1 : C_2 : C_3$

$$\text{wie } W_I : W_{II} : W_{III} = \tfrac{27}{64} : \tfrac{16}{64} : \tfrac{3}{64}.$$

Hieraus erhält man

$$C_1 : C_1 + C_2 + C_3 = W_1 : W_I + W_{II} + W_{III}.$$

Da nur die 3 Ursachen möglich sind, muss die Summe ihrer Wahrscheinlichkeiten gleich 1 sein.

$$C_1 + C_2 + C_3 = 1.$$

$$\text{Folglich } C_1 = \frac{W_I}{W_I + W_{II} + W_{III}} = \frac{\frac{27}{64}}{\frac{46}{64}} = \frac{27}{46},$$

$$C_2 = \frac{W_{II}}{W_I + W_{II} + W_{III}} = \frac{\frac{16}{64}}{\frac{46}{64}} = \frac{16}{46},$$

$$C_3 = \frac{W_{III}}{W_I + W_{II} + W_{III}} = \frac{\frac{3}{64}}{\frac{46}{64}} = \frac{3}{46}.$$

Der Satz gilt ganz allgemein:

$$C_1 : C_2 : C_3 : C_4 \ldots\ldots = W_1 : W_2 : W_3 : W_4 \ldots\ldots$$

Hieraus folgt dann immer

$$C_1 = \frac{W_1}{W_1 + W_2 + W_3 + W_4 \ldots\ldots}$$

$$C_2 = \frac{W_2}{W_1 + W_2 + W_3 + W_4 \ldots\ldots} \text{ u. s. f.,}$$

wenn man alle möglichen Ursachen berücksichtigte, so dass

$$C_1 + C_2 + C_3 \ldots\ldots = 1.$$

Hierauf beruht das gewöhnliche Schlussverfahren in der medicinischen Diagnostik, wodurch man aus einem Symptom oder Symptomencomplex auf die Ursache (Grundkrankheit) mit mehr oder minder grosser Wahrscheinlichkeit*) zu schliessen pflegt. Da sichere Zahlenausdrücke für die Häufigkeit eines Symptoms bei verschiedenen Grundkrankheiten meist nicht vorliegen, sondern noch erst zu finden sind; so muss man sich vorläufig begnügen, einen solchen Schluss für mehr oder minder wahrscheinlich anzusehen, ohne dass man den Grad der Wahrscheinlichkeit anzugeben vermag. Es ist einleuchtend, wie unsicher das Schlussverfahren bleibt, wenn statt bestimmter Zahlen die unbestimmten Begriffe „häufig", „selten" u. s. w. vicariiren müssen. Irrungen sind leicht möglich, namentlich wenn man seine Beobachtungen bloss dem Gedächtniss anvertraut, da das beste Erinnerungsvermögen nicht ausreicht; dazu kommt, dass das Ungewöhnliche und Seltsame dem Gedächtniss sich stärker einprägt, als das Regelmässige, wodurch leicht Trugschlüsse entstehen können.

Wie man zu verfahren hat, wenn die Häufigkeitsziffern gegeben sind, möge das folgende fingirte Beispiel darthun. Einseitige nicht complicirte Cataract im jugendlichen Alter sei in 80% Folge einer Verletzung, in 20% Folge einer spontanen Entwickelung. Wird nun ein neuer derartiger Fall beobachtet, so ist, wenn auch das mündliche Krankenexamen negativ ausfällt, d. h. wenn der Patient von einer Verletzung nichts wissen will, die Wahrscheinlichkeit des traumatischen Ursprunges $w_1 = 0{,}8$; die der spontanen Entstehung $w_2 = 0{,}2$. Erstere ist also 4 Mal so gross als die letztere, und deshalb die genaueste objective Untersuchung, um die Diagnose sicher zn stellen, dringend geboten, zumal von der richtigen Erkenntniss der Ursache die Wahl der Operation abhängen kann. Wahrscheinlichkeitsrechnung ist freilich keine Sicherheitsrechnung (A. Fick): das ist natürlich zu beherzigen.

*) Mit Gewissheit schliesst man, wenn das Symptom nothwendiger Weise von der Grundkrankheit abhängen muss und nur von ihr abhängen kann; wenn das Symptom, um die Schulsprache zu reden, ein pathognomonisches ist, was relativ selten vorkommt.

Ein wirkliches Beispiel für unsere Materie will ich der Zoologie entlehnen. Mein Freund A. B. Meyer schoss auf der Insel Mafoor bei Neu-Guinea 6 Männchen von der bisher als Eclectus polychromus bezeichneten grünen Papageienart und 9 Weibchen von der rothen bisher als Eclectus Linnëi bezeichneten Species; dagegen kein grünes Weibchen, kein rothes Männchen, und kam daher auf die Vermuthung, dass hier kein „Zufall“ im Spiele gewesen. (Vgl. d. Zoolog. Garten. Mai 1874.)

Allerdings, 2 Hypothesen sind möglich: 1) Die bisher aufgestellten Species existiren als solche. Macht man noch die Unterannahme, dass in beiden die Männchen und die Weibchen gleich zahlreich und schussgerecht sind, so ist die Wahrscheinlichkeit des beobachteten Ereignisses

$$W_1 = (\tfrac{1}{2})^9 \cdot (\tfrac{1}{2})^6 = \tfrac{1}{2^{15}} = \tfrac{1}{32700} \text{ (p. p.)}.$$

2) Beide Kategorien machen eine Species aus, die grünen sind die Männchen, die rothen aber die Weibchen. Danach ist die Wahrscheinlichkeit des beobachteten Ereignisses

$$W_2 = 1 \,.\, 1 = 1.$$

$$C_1 : C_2 = \tfrac{1}{32700} : 1 = 1 : 32700.$$

Die 2. Hypothese ist ausserordentlich viel wahrscheinlicher und wurde auch durch die weiteren Untersuchungen als sicher nachgewiesen.

Durch Wahrscheinlichkeitsrechnung allein kann man auf keinem Gebiete, also auch nicht in der Medicin, die Ursachen der Erscheinungen entdecken, dazu gehört eben Nachdenken und Erfindungsgabe; aber, wenn eine oder mehrere Hypothesen über die Aetiologie aufgestellt sind, kann man die absolute oder relative Wahrscheinlichkeit derselben dem strengen Calcül unterwerfen.

Die Wahrscheinlichkeit eines zukünftigen Ereignisses findet man, wenn man für das bereits beobachtete Eintreffen desselben Ereignisses die Wahrscheinlichkeit jeder möglichen Ursache mit der Wahrscheinlichkeit multiplicirt, mit der diese Ursache auch in Zukunft dieses Ereigniss herbeiführen kann, und die Summe dieser Produkte bildet.

Stellen wir uns eine Urne vor, in der 2 Kugeln liegen, deren Farbe — ob weiss oder schwarz — unbekannt ist. Es wird eine Kugel gezogen und wieder hineingelegt, um eine neue Ziehung zu beginnen. Nehmen wir an, dass in den beiden ersten Ziehungen 2 weisse Kugeln gezogen sind. Gesucht wird die Wahrscheinlichkeit, auch bei der 3. Ziehung eine weisse Kugel zu treffen. Nur 2 Hypothesen sind möglich: 1) eine von den beiden Kugeln ist weiss, die andere schwarz; 2) beide Kugeln sind weiss. Bei der ersten Hypothese ist die Wahrscheinlichkeit des beobachteten Ereignisses (2 weisse Kugeln in 2 Ziehungen) $= \frac{1}{2^2} = \frac{1}{4}$. Bei der 2. Hypothese ist die Wahrscheinlichkeit des beobachteten Ereignisses = 1 (Gewissheit). Indem man diese Hypothesen als Ursachen betrachtet, hat man für ihre Wahrscheinlichkeiten

$$w_1 = \frac{\frac{1}{4}}{\frac{1}{4} + \frac{4}{4}} = \frac{1}{5},$$

$$w_2 = \frac{1}{\frac{1}{4} + \frac{4}{4}} = \frac{4}{5}.$$

Dass die erste Hypothese richtig und gleichzeitig der 3. Zug eine weisse Kugel bringt, hat eine Wahrscheinlichkeit von $\frac{1}{5} \cdot \frac{1}{2}$ (nach Kap. III). Dass die 2. Hypothese richtig ist und gleichzeitig der 3. Zug eine weisse Kugel bringt, hat die Wahrscheinlichkeit $\frac{4}{5} \cdot 1$. Die Wahrscheinlichkeit W, dass überhaupt der 3. Zug eine weisse Kugel bringt, also entweder der eine oder der andere Fall eintritt, ist (nach pag. 9) die Summe von jenen beiden

$$W = \frac{1}{5} \cdot \frac{1}{2} + \frac{4}{5} = \frac{1}{10} + \frac{8}{10} = \frac{9}{10}.$$

Folglich muss die Wahrscheinlichkeit, beim 3. Zuge eine schwarze Kugel zu ziehen, $= 1 - \frac{9}{10} = \frac{1}{10}$ sein. Dazu wäre erforderlich: 1 dass die erste Hypothese existirte, deren Wahrscheinlichkeit $= \frac{1}{5}$; 2) dass wirklich eine schwarze Kugel gezogen wird, wofür die Wahrscheinlichkeit $= \frac{1}{2}$ ist. Für die Coexistenz beider Bedingungen haben wir $w = \frac{1}{5} \cdot \frac{1}{2} = \frac{1}{10}$, genau so wie zuvor.

Fünftes Kapitel.

Die mathematische Hoffnung ist das Product des gehofften Gewinns in die Wahrscheinlichkeit, den Gewinn zu erhalten.

Haben 2 Spieler, A_1 und A_2, der eine eine grössere, der andere eine geringere Summe von Thalern in die gemeinschaftliche Spielkasse gethan, und spielen sie unter der Bedingung, dass A_1 einen Thaler erhält, wenn er mit einem gewöhnlichen Würfel 6 wirft; A_2 dagegen einen Thaler erhält, wenn A_1 nicht 6, sondern eine andere Zahl wirft: wie viel muss jeder erhalten, wenn das Spiel unterbrochen und die Kasse ausgeschüttet wird?

Die in der Kasse befindliche Summe s sei $=$ 30 Thlr.; A_1 hat die Wahrscheinlichkeit zu gewinnen $w_1 = \frac{1}{6}$, A_2 aber die Wahrscheinlichkeit zu gewinnen $w_2 = \frac{5}{6}$; folglich ist die mathematische Hoffnung von $A_1 = \frac{1}{6} \cdot 30 = 5$ Thlr.; die von $A_2 = \frac{5}{6} \cdot 30 = 25$ Thlr. Damit ein Spiel gerecht sei, muss die mathematische Hoffnung von vorn herein für beide Spieler gleich sein. Der Einsatz von A_1 sei s_1, der von A_2 sei s_2. Es muss dann sein $w_1 \cdot s_2 = w_2 \cdot s_1$. Denn A_1 hat die Hoffnung, den Satz seines Gegners (s_2) mit der Wahrscheinlichkeit w_1 zu gewinnen; A_2 hat die Hoffnung, s_1 mit der Wahrscheinlichkeit w_2 zu gewinnen. Wurden überhaupt 60 Thlr. eingezahlt, so ist

$$s_1 + s_2 = 60; \; s_2 = 60 - s_1$$
$$\tfrac{1}{6}\,(60 - s_1) = \tfrac{5}{6}\, s_1$$
$$10 = \tfrac{5}{6}\, s_1 + \tfrac{1}{6}\, s_1; \; s_1 = 10,$$
$$s_2 = 50.$$

Die Gleichung $w_1\, s_2 = w_2\, s_1$ kann auch geschrieben werden

$$s_1 : s_2 = w_1 : w_2 \text{ oder auch}$$
$$w_1 \cdot s_2 - w_2\, s_1 = 0.$$

Letzteres bedeutet: Die mathematische Hoffnung wird gefunden, indem man den möglichen Gewinn mit seiner Wahrscheinlichkeit multiplicirt, den möglichen Verlust (als negativen Gewinn betrachtet) gleichfalls mit seiner Wahrscheinlichkeit multiplicirt, und daraus eine algebraische Summe bildet. Diese muss bei richtigem Spiel null sein.

Sind mehrere unsichere Ereignisse zu erwarten, so hat man jedes einzelne mit seiner Wahrscheinlichkeit zu multipliziren und die algebraische Summe davon zu bilden, wobei die vortheilhaften Ereignisse (die partiellen Gewinne) das +, die nachtheiligen Ereignisse (Verluste) das — erhalten. Ist der Werth der ganzen algebraischen Summe ein negativer, so verwandelt sich die Hoffnung in Besorgniss. Der Arzt hat sein Handeln so einzurichten, dass die Summe der daraus für den Patienten zu erwartenden Vortheile grösser ist, als die Summe der möglichen Nachtheile. Dieser Satz ist der mathematische Ausdruck für die aus dem gesunden Menschenverstand entspringende, schon in den hippokratischen Schriften formulirte Maxime: *μη βλαπτειν*: nur dass mitunter die blosse Erwägung ohne Rechnung das Facit der Summe nicht klarlegt.

Abgesehen davon, dass für die meisten pathologischen Zustände das genügende Material nicht vorliegt, sind die Kriterien, wonach man den Werth eines Heilverfahrens, einer Operationsmethode zu beurtheilen hat, nicht immer leicht festzustellen. Ist die Ausrottung einer bösartigen Geschwulst in Frage, so genügt es noch keineswegs, die mittlere Lebensdauer bei spontanem Verlauf zu vergleichen mit der mittleren Lebensdauer bei operativem Eingreifen, obwohl, wenn diese Zahlen vorliegen, schon eine klarere Einsicht möglich ist. Man müsste eigentlich wissen: a) für den spontanen Verlauf

die Wahrscheinlichkeit w_0 des baldigen Todes;
„ „ w_1, noch 1 Jahr zu leben;
„ „ w_2, „ 2 „ „ „ ;
„ „ w_3, „ 3 „ „ „ ;

b) für den Ausgang nach der Operation

die Wahrscheinlichkeit W_0 des sofortigen (baldigen) Todes;
" " W_1, noch 1 Jahr zu leben;
" " W_2, " 2 " " "
" " W_3, " 3 " " "

Dann hat man zu untersuchen, ob

$$w_1 . 1 + w_2 . 2 + w_3 . 3 + \ldots \lesseqgtr W_1 . 1 + W_2 . 2 + W_3 . 3$$

kurz, ob $\Sigma w \lesseqgtr \Sigma W, [\Sigma = \text{Summe}]$,

um zu erfahren, ob es überhaupt zweckmässig ist, die Operation vorzunehmen. Es ist die Meinung aufgestellt worden, dass für manche maligne Geschwülste die Ausrottung den tödtlichen Ausgang beschleunige. Für das 2. Stadium des Netzhautmarkschwammes habe ich nachgewiesen*), dass die mittlere Lebensdauer bei spontanem Verlauf und bei operativem Eingriff gleich gross ist**), während im ersten Stadium dieselbe Affection mit grosser Wahrscheinlichkeit dauernd beseitigt werden kann. Derartige Berechnungen, resp. statistischen Erhebungen, entscheiden nur über die **allgemeinen** Prinzipien; im besonderen Fall können die von der Krankheit abhängigen Beschwerden des Patienten so gross sein, dass, wenn

$\Sigma w = \Sigma W$, oder selbst, wenn $\Sigma w > \Sigma W$,

dennoch die Operation als Palliativmittel vorgenommen werden muss.

Handelt es sich um den Werth einer antisyphilitischen Kurmethode, z. B. um den Vergleich der Siegmund'schen Friktionskur mit der Lewin'schen subcutanen Sublimateinspritzung, so müsste man kennen

*) Der Markschwamm der Netzhaut. Berlin 1868. p. 219.

**) Das Resultat ist um so eher verlässlich, als die befallenen Individuen fast alle der ersten Lebensdekade angehören.

								für S.	für L.
die Wahrscheinl.,	dass die Kur	erfolglos						W_0	w_0
„	„	„	nach $\frac{1}{4}$ Jahr	Recidiv	eintritt,			W_1	w_1
„	„	„	„ $2.\frac{1}{4}$	„	„	„		W_2	w_2
„	„	„	„ $3.\frac{1}{4}$	„	„	„		W_3	w_3
„	„	„	„ $4.\frac{1}{4}$	„	„	„		W_4	w_4;

und hat zu vergleichen, ob

$$w_1 . 1 + w_2 . 2 + w_3 . 3 \ldots . \gtreqless W_1 . 1 + W_2 . 2 + W_3 . 3 \ldots$$

Gewiss würde dann öfter an die Stelle von vorgefasster Meinung oder Vorliebe für ein Verfahren ein bewusstes Handeln aus Gründen treten. Da aber bei dem jetzigen Standpunkte der Therapie dies *pia desideria* sind, wollen wir dieses ideale Gebiet verlassen. Das ist aber sicher, dass der Werth einer Staarextractionsmethode sich leicht nach dem Begriff der mathematischen Hoffnung eruiren lässt.

Der Werth einer Staarextractionsmethode ist um so grösser: 1) je kleiner der Procentsatz der totalen Verluste; 2) je grösser die mathematische Hoffnung auf Gewinn an Sehkraft.

Der procentarische Verlust kann für die verschiedenen heute noch in Betracht kommenden Methoden

a) die klassische Lappenextractionsmethode (Daviel)
b) die moderne Linearextractionsmethode (v. Graefe)
c) die Extractionsmethode mit kleinem Lappen (Liebreich, Warlomont etc.).

durch grosse Beobachtungsreihen guter Operateure, die sich über 1000 Fälle mindestens erstrecken, ermittelt und der Geltungsbereich (die Fehlergrenzen) der ermittelten Zahlen nach Anleitung des folgenden Abschnittes festgestellt werden (s. unten).

Wenn man nun, wie üblich, die Sehkraft des normalen Auges $S_n = 1$ setzt, die des staarblinden Auges $S_c = \frac{1}{\infty}$; wenn man ferner feststellt, wie gross für jede Operationsmethode die Wahrscheinlichkeit

w_0,	dass nach d. Operat. (resp. nach d. Nachoperat.)							$S_0 = 0$ od. $\frac{1}{\infty}$	besteht,
w_1,	„	„	„	„	„	„	„	„	$S_1 = \frac{1}{100}$	„
w_2,	„	„	„	„	„	„	„	„	$S_2 = \frac{1}{50}$	„
w_3,	„	„	„	„	„	„	„	„	$S_3 = \frac{1}{20}$	„
w_4,	„	„	„	„	„	„	„	„	$S_4 = \frac{1}{10}$	„
w_5,	„	„	„	„	„	„	„	„	$S_5 = \frac{1}{8}$	„
w_6,	„	„	„	„	„	„	„	„	$S_6 = \frac{1}{6}$	„
w_7,	„	„	„	„	„	„	„	„	$S_7 = \frac{1}{4}$	„
w_8,	„	„	„	„	„	„	„	„	$S_8 = \frac{1}{3}$	„
w_9,	„	„	„	„	„	„	„	„	$S_9 = \frac{1}{2}$	„
w_{10},	„	„	„	„	„	„	„	„	$S_{10} = \frac{2}{3}$	„
w_{11},	„	„	„	„	„	„	„	„	$S_{11} = \frac{3}{4}$	„
w_{12},	„	„	„	„	„	„	„	„	$S_{12} = 1$	„

so ist die mathemat. Hoffnung eines der Extraction zu unterwerfenden Auges $W = w_1 S_1 + w_2 . S_2 + w_3 S_3 + \dots$
$= \Sigma w S$. Diese Zahlenwerthe sind durchaus vergleichbar für die verschiedenen Methoden. Ueber eine Skala, nach der man S ansteigen lässt, könnte man sich leicht einigen. Ich lege auf das obige Beispiel einer solchen, das sich den üblichen Statistiken einigermassen anschliesst, keinen besonderen Werth; man könnte S von 0 bis 1 in irgend einer geometrischen oder arithmetischen Progression zunehmen lassen.

Nur um dem mit der ophthalmologischen Literatur weniger vertrauten Leser zu beweisen, dass wir auf diesem Gebiet dem erstrebten Ziel schon etwas näher gekommen sind, will ich aus dem soeben von Dr. Masselon veröffentlichten Bericht der Wecker'schen Augenklinik zu Paris f. d. Jahr 1873 Folgendes entnehmen:

Les opérés de cat. simple (250) relativement à la vision, qu'ils ont recouvrée par l'operation, se classent comme il suit:

chez	25	$S = \frac{20}{20}$
„	75	$S = \frac{2}{3}$
„	33	$S = \frac{1}{2}$
„	57	$S = \frac{2}{5}$
„	17	$S = \frac{2}{7}$
„	5	$S = \frac{1}{5}$
„	13	$S = \frac{1}{10}$.

Pour 13 opérés le choix des lunettes n'a pas encore été fait et par suite l'acuité visuelle n'a pu être déterminée. Enfin chez 4 opérés nous avons eu à noter une suppuration de la cornée et chez 8 une occlusion pupillaire...

Setzen wir bei den 13*), bei denen die Brillenwahl noch nicht möglich gewesen, $3 \times S = \frac{1}{20}$, $5 \times S = \frac{1}{50}$, $5 \times S = \frac{1}{100}$; so haben wir

$$\left.\begin{array}{ll} S = 0 & \text{bei } 4 \\ S = \frac{1}{\infty} & \text{,, } 8 \end{array}\right\} 12; \; w_0 = 0{,}048$$

$$\begin{array}{lll} S = \frac{1}{100} & \text{,, } 5; & w_1 = 0{,}02 \\ S = \frac{1}{50} & \text{,, } 5; & w_2 = 0{,}02 \\ S = \frac{1}{20} & \text{,, } 3; & w_3 = 0{,}012 \\ S = \frac{1}{10} & \text{,, } 13; & w_4 = 0{,}052 \\ S = \frac{1}{5} & \text{,, } 5; & w_5 = 0{,}02 \\ S = \frac{2}{7} & \text{,, } 17; & w_6 = 0{,}068 \\ S = \frac{2}{5} & \text{,, } 57; & w_7 = 0{,}228 \\ S = \frac{1}{2} & \text{,, } 33; & w_8 = 0{,}132 \\ S = \frac{2}{3} & \text{,, } 75; & w_9 = 0{,}3 \\ S = 1 & \text{,, } 25; & w_{10} = 0{,}1 \end{array}$$

$\Sigma w = 1{,}000$, wie natürlich.

Die mathematische Hoffnung eines mit einfacher Cataract behafteten Auges ist demnach

$$\begin{aligned} \Sigma w S = & \; 0{,}048 \times 0 = 0 \\ & + 0{,}02 \times 0{,}01 = 0{,}0002 \\ & + 0{,}02 \times 0{,}02 = 0{,}0004 \\ & + 0{,}012 \times 0{,}05 = 0{,}0006 \\ & + 0{,}052 \times 0{,}1 = 0{,}0052 \\ & + 0{,}02 \times 0{,}2 = 0{,}004 \\ & + 0{,}068 \times 0{,}3 = 0{,}02 \end{aligned}$$

*) Es wäre besser gewesen, wenn Herr M. die actuelle Sehschärfe derselben publicirt hätte.

$$
\begin{aligned}
&+ 0{,}228 \times 0{,}4 &&= 0{,}0912\\
&+ 0{,}132 \times 0.5 &&= 0{,}0660\\
&+ 0{,}3 \quad \times 0.66 &&= 0{,}198\\
&+ 0{,}1 \quad \times 1. &&= 0{,}1.
\end{aligned}
$$

$$\Sigma w\, S = 0{,}4846 = \tfrac{1}{2} \text{ p. p.}$$

Die Folgerungen aus dem Begriff der mathematischen Hoffnung haben den Mathematikern grosse Schwierigkeiten bereitet, bis es Daniel Bernouilli gelang, diese einigermassen zu heben.

Wenn A 2 Thlr. erhält, falls er beim ersten Wurf Kopf trifft, 4 Thlr., falls beim zweiten, 8 Thlr., falls beim dritten u. s. f., so ist die mathematische Hoffnung desselben für n Würfe

$$\frac{1}{2} . 2 + \frac{1}{2^2} . 4 + \frac{1}{2^3} . 8 \ldots . + \frac{1}{2^n} . 2^n =$$

$$1 \quad + 1 \quad + 1 \quad \ldots . + 1 \quad = n;$$

und so gross müsste sein Einsatz sein. Kein vernünftiger Mensch wird aber nur eine mässige Summe daran wagen.

Erhält A von B 60 Thlr., wenn er 6 mit einem Würfel wirft; B aber, wenn A nicht 6 wirft, von demselben 12 Thlr.: so scheint die Wette gleich, denn

$$w_1 . s_2 = w_2 . s_1;\ \tfrac{1}{6} . 60 = \tfrac{5}{6} . 12 = 10.$$

Trotzdem wird A, wenn er vernünftig ist, eine solche Wette nicht eingehen.

Der relative (moralische) Werth eines Gewinnes oder Verlustes ist sehr verschieden von seinem absoluten (mathemathischen) Werth. Verschiedene Umstände sind hierbei massgebend, die sich schwer präcisiren lassen; am wichtigsten aber ist der ursprüngliche Vermögensstand des Spielers. Ein Thaler hat einen ganz anderen Werth für einen Millionär, wie für einen Tagelöhner. Der moralische Werth oder die Bedeutung e*) einer Summe steht im umgekehrten Verhältniss zu dem Vermögen V des betreffenden Individuums.

*) emolumentum, Bernouilli.

Betrachtet man das ursprüngliche Vermögen als die Einheit ($V = 1$), und ist v der absolute Werth eines Zuwachses, den dies Vermögen 1 mit der Wahrscheinlichkeit w erhalten kann, so erhält man den moralischen Werth desselben Zuwachses v am sichersten, indem man v in seine einzelnen kleinen Bestandtheile dv*) getheilt denkt, den moralischen Werth jedes einzelnen dv ermittelt, und die Summe aller dieser moralischen Werthe nimmt.

Es sei $t \, . \, dv = v$

Der moralische Werth (de) eines einzelnen dv ist

1) $de = \frac{dv}{1 + v}$, wenn e den moralischen Werth des ganzen Zuwachses v darstellt; folglich ist der moralische Werth e des ganzen Zuwachses v,

2) $e = \frac{dv}{1 + v}(1) + \frac{dv}{(1 + v)}(2) + \ldots \frac{dv}{(1 + v)} \; (t)$, wo durch die eingeklammerte Zahl die Nr. des Summengliedes angegeben wird; oder

3) $e = \underset{(t)}{\Sigma} \left(\frac{dv}{1 + v} \right) = \text{logar. nat. } (1 + v)$.

Um die Richtigkeit der Gl. 3 elementar zu beweisen, betrachten wir die Function log. nat. $(1 + v)$ und setzen für v darin $v + dv$ und ziehen dann log. nat. $(1 + v)$ ab.

$$\text{log. nat. } \{1 + (v + dv)\} - \text{log. nat. } (1 + v)$$
$$= \text{log. nat. } \left\{ \frac{1 + v + dv}{1 + v} \right\} = \text{log. nat.} \left(1 + \frac{dv}{1 + v} \right).$$

Dies ist der Ueberschuss, den wir erhalten, wenn wir in log. nat. $(1 + v)$ die Grösse v um dv anwachsen lassen. Nach bekanntem Satz giebt dieser Ueberschuss, in eine Reihe entwickelt,

$$\text{log. nat.} \left(1 + \frac{dv}{1 + v} \right) = \frac{dv}{1 + v} - \frac{dv^2}{1 \, . \, 2 \, (1 + v)^2} + \ldots$$
$$\text{,, \quad ,, \quad ,,} \quad = \frac{dv}{1 + v}.$$

Wir behalten nur das erste Glied bei, da die höheren Potenzen der unendlich kleinen Grösse dv verschwindend klein werden.

*) z. B. Thaler, Groschen oder Pfennige.

Suchen wir jetzt den moralischen Werth der Zuwachse $(t+1).dv$, so wird derselbe nach Anleitung von Gl. 2

$$e + de = \frac{dv}{1+v}(1) + \frac{dv}{(1+v)}(2) \ldots + \frac{dv}{(1+v)}(t) + \frac{dv}{(1+v)}(t+1)$$

Die Reihe rechter Hand enthält das letzte Glied mehr als die Gl. 2; durch Subtraction folgt

$de = \frac{dv}{1+e}$. Also, wenn in dem Werth von e die Grösse v um dv anwächst, ist der Zuwachs von e gleichfalls $\frac{dv}{1+e}$, folglich ist

$$e = log.\ nat.\ (1+v).$$

e könnte sich höchstens um eine constante Grösse von $log.\ (1+v)$ unterscheiden; dies ist aber auch nicht möglich, denn setzt man $v = o$, so wird $e_0 = log.\ 1 = o$.

Der absolute Werth des Zuwachses ist v, seine Wahrscheinlichkeit w, die mathematische Hoffnung $= w.v$; der moralische Werth von v ist $e =$ log. nat. $(1+v)$, die moralische Hoffnung ε*) $= w \times$ log. nat. $(1+v) =$ log. nat. $(1+v)^w$.

Sind mehrere Zuwachse v, v_1, $v_2 .. v_n$ möglich, (von denen einige auch null oder negativ sein können,) und sind ihre resp. Wahrscheinlichkeiten w, w_1, $w_2 \ldots . w_n$ (so dass w bis w_n alle Möglichkeiten erschöpft, folglich $w + w_1 + w_2 \ldots . + w_n = 1$); so ist die gesammte moralische Hoffnung

$$E = \text{log. nat.} (1+v)^w + \text{log. nat.} (1+v_1)^{w_1} .. + \text{log. nat.} (1+v_n)^{w_n},$$

$$E = \text{log. nat.} \{(1+v)^w . (1+v_1)^{w_1} . (1+v_2)^{w_2} \ldots\ldots (1+v_n)^{w_n}\}.$$

Fragen wir nach dem absoluten oder physischen Werth von E, d. h. nach der Grösse der Summe A, um welche billiger Weise das betreffende Individuum seine Hoffnungen auf v, $v_1, .. v_n$ verkaufen könnte, so ist der moralische Werth von $A =$ log. nat. $(1+A)$ und dieser moralische Werth muss gleich dem moralischen Werth seiner Hoffnungen gesetzt werden:

$$\text{log. nat.} (1+A) = \text{log. nat.} \{(1+v)^w . (1+v_1)^{w_1} \ldots (1+v_n)^{w_n}\}$$

$$4)\quad 1 + A = (1+v)^w . (1+v_1)^{w_1}, (1+v_2)^{w_2} \ldots (1+v_n)^{w_n}$$

oder

$$A = (1+v)^w . (1+v_1)^{w_1} \ldots (1+v_n)^{w_n} - 1.$$

---

*) Esperance morale, Laplace.

$(1+v)^w$, nach dem binomischen Lehrsatz entwickelt, giebt $(1^w + w . 1^{w-1} . v + \ldots)$. Wenn v im Verhältniss zu 1 einen kleinen echten Bruch darstellt, verschwinden die mit den höheren Potenzen von v behafteten Glieder.

Man hat $(1+v)^w = 1 + w . v$
und ebenso $(1+v_1)^{w_1} = 1 + w_1 . v_1$ etc.

Führt man die Multiplikation nach Anleitung von Gleichung 4 aus, so folgt

$$1 + A = 1 + w . v + w_1 v_1 + w_2 v_2 + \ldots . w_n . v_n,$$

wenn man wieder die Glieder, welche eine von den Grössen v in einer höheren Potenz enthalten, als kleine Grössen 2. Ordnung vernachlässigt; also

$$A = v w + v_1 w_2 + v_2 w_2 \ldots + v_n w_n .$$

Wenn die Zuwachse v bis v_n im Verhältniss zum ursprünglichen Vermögen 1 sehr klein sind, so nähert sich der absolute Werth der moralischen Hoffnung dem der mathematischen Hoffnung.

Die obigen Sätze sind nicht nur die Grundlage des ganzen Versicherungswesens, sondern gestatten auch eine Anwendung auf therapeutische Probleme.

Hat ein Patient durch eine Staaroperation auf dem betreffenden Auge $S = \frac{1}{10}$ erhalten, und ist die Ursache der geringen Sehschärfe eine Kapselverdickung im Pupillargebiet, so würde die Extraction dieser Schwarte die Sehkraft, wir wollen annehmen, von $\frac{1}{10}$ auf $\frac{7}{10}$ erhöhen; aber unter 10 Fällen würde 1 Mal das Auge bei dieser Operation zu Grunde gehen. Eine andere Operation, vorsichtige Discision, eventuell Iridectomie mit nachfolgender Discision, würde die Gefahr des völligen Verlustes ausschliessen oder auf ein Minimum reduciren, aber immer nur $S = \frac{4}{10}$ bewirken.

Setzen wir das Vermögen des betreffenden Auges an Sehkraft ($S = \frac{1}{10}$) nunmehr gleich 1, so ist für das erste Verfahren der mögliche Zuwachs 6, die Wahrscheinlichkeit, ihn zu erhalten, gleich $\frac{9}{10}$; der mögliche Verlust 1, die Wahrscheinlichkeit desselben $\frac{1}{10}$: folglich der moralische Werth der Hoffnung

$E_1 = \text{log nat.} \left\{ (1+6)^{\frac{9}{10}} \cdot (1-1)^{\frac{1}{10}} \right\} = -\infty,$

$A_1 = 0 - 1 = -1.$

Bei dem zweiten Verfahren ist der moralische Werth der Hoffnung $E_2 = \text{log. nat. } (1+3)^1$

$A_2 = (1+3) - 1 = 3; \; A_2 > A_1.$

Es bedarf auch nur einer geringen Ueberlegung, um einzusehen, wie verwerflich es i. A. ist, wenn eine theilweise und bleibende Verbesserung des Sehvermögens schon erzielt worden, durch eine zweite Operation das Gewonnene auf's Spiel zu setzen. Hat aber derselbe Patient auch auf dem anderen Auge $S = \frac{1}{10}$ durch Staaroperation gewonnen, besitzt er also $S = 2 \cdot \frac{1}{10}$, eine Grösse, die wir jetzt mit 1 bezeichnen, so ist die absolute Grösse des möglichen Gewinnes = 3, die Wahrscheinlichkeit desselben $\frac{9}{10}$, die absolute Grösse des möglichen Verlustes $\frac{1}{2}$, die Wahrscheinlichkeit des letzteren $\frac{1}{10}$, folglich

$$E_1 = \text{log. nat.} \left\{ (1+3)^{\frac{9}{10}} \cdot (1-\tfrac{1}{2})^{\frac{1}{10}} \right\}$$

$$A_1 = 4^{\frac{9}{10}} \cdot (\tfrac{1}{2})^{\frac{1}{10}} - 1 = 2{,}25.$$

Denn log. comm. 4 = 0,6021
× 0,9
= 0,54189;

log. comm. 0,5 = 0,6990 — 1
= 9,6990 — 10
× 0,1

0,9699 — 1; addendo

log. comm. $(A_1 + 1)$ = 1,51179 — 1; $A_1 + 1 = 3{,}25$.

Bei der zweiten Methode ist jetzt

$E_2 = \text{log. nat. } (1+1)$

. . . . $A_1 = 2 - 1 = 1$. . . . .

$A_1 > A_2$.

Wir würden unter diesen Verhältnissen, wenn der Patient eine Verbesserung des einen Auges wünscht, das an sich gefährlichere, aber wirksamere Verfahren wagen können.

II. Abschnitt.

Grundzüge der medizinischen Statistik*).

Erstes Kapitel.

Das Bernouilli'sche Gesetz der grossen Zahlen.

Wir haben gesehen (I. Abschn., III. Kap.), dass, wenn nur die beiden Ereignisse A und B möglich sind, A die Wahrscheinlichkeit w_1, B also die Wahrscheinlichkeit $w_2 = 1 - w_1$ besitzt, die Wahrscheinlichkeit, in q Versuchen A p mal, folglich B $(q-p)$ mal zu erhalten, ausgedrückt wird durch das p^{te} Glied der Entwicklung des Binomium

$$[w_1 - (1 + w_1)]^q,$$ nämlich durch

$$q_p \,.\, w_1^{\,p} \,.\, (1 - w_1)^{q-p},$$ wo q_p den bekannten p^{ten} Binomialcoëfficient der q^{ten} Potenz darstellt:

$$q_p = \frac{q.\,(q-1)\,(q-2)\ldots\ldots(q-p+1)}{1.2.3\ldots(p-1).p}.$$

Dieser wichtige Satz, die Grundlage der ganzen folgenden Entwicklung, ist aber bisher nur für die Wahrscheinlichkeit a priori bewiesen. In der Medizin ist die Wahrscheinlichkeit w_1 des Ereignisses A, z. B. des tödtlichen Ausganges bei einer bestimmten Krankheit, der Lungenentzündung, a priori

*) Vgl. Poisson, Recherches sur la probabilité des jugements. Paris, 1837; Gavarret, Principes généraux de statistique médicale. Paris, 1840.

unbekannt; es ist zu untersuchen, ob bei der Wahrscheinlichkeit a posteriori jener Satz seine Gültigkeit beibehält*).

Hat man eine grosse Anzahl von Fällen, z. B. q Fälle von Lungenentzündung beobachtet und hierunter p mal das Ereigniss A — den tödtlichen Ausgang — gefunden; welche Beziehung besteht dann zwischen dem beobachteten Werth der Wahrscheinlichkeit von A, nämlich $\frac{p}{q}$, und zwischen dem wirklichen Werth der Wahrscheinlichkeit von A, den wir mit w bezeichnen wollen, und der nur aus der Berücksichtigung aller Fälle der untersuchten Krankheit hervorgehen würde?

Um die Aufgabe auf eine mathematische Form zu bringen, wollen wir derselben das folgende Schema substituiren: Eine Urne enthalte eine ausserordentlich grosse Anzahl q_1 von Kugeln, von denen p_1 weiss und $(q_1 - p_1)$ schwarz sind. Man ziehe aus der Urne successive eine beträchtliche aber doch begrenzte Anzahl q von Kugeln (wo q gegen q_1 sehr klein ist), ohne die einmal gezogenen wieder in die Urne zu legen. Man finde unter den q gezogenen Kugeln p weisse und $(q-p)$ schwarze. Die wirkliche Wahrscheinlichkeit, eine weisse Kugel zu ziehen, ist natürlich

$$w = \frac{p_1}{q_1}.$$

Wie gross ist die Wahrscheinlichkeit W, dass, wenn w existirt, d. h. wenn unter q_1 Kugeln p_1 weisse und $(q_1 - p_1)$ schwarze vorhanden sind, in q Ziehungen p weisse und $(q-p)$ schwarze getroffen werden?

Da in der Urne überhaupt q_1 Kugeln vorhanden sind, so kann man beim ersten Zug jede der q_1 Kugeln treffen; beim ersten Zug sind q_1 verschiedene Fälle möglich. Beim zweiten Zug kann man jede der jetzt vorhandenen $(q_1 - 1)$ Kugeln treffen; beim zweiten Zug sind $(q_1 - 1)$ verschiedene Fälle möglich.

*) Nach Natani.

Nach jeder beliebigen der beim ersten Zug ziehbaren q_1 Kugeln kann jede beliebige der beim zweiten Zug ziehbaren (q_1-1) Kugeln getroffen werden. In den beiden ersten Zügen sind also $q_1 \times (q_1-1)$ verschiedene Fälle möglich. Beim dritten Zug sind (q_1-2) Kugeln vorhanden, (q_1-2) verschiedene Fälle möglich; jeder von ihnen kann mit jedem der in den beiden ersten Ziehungen möglichen $q_1 . (q_1-1)$ Fälle zusammen vorkommen: in den drei ersten Zügen sind also $q_1 . (q_1-1) . (q_1-2)$ verschiedene Fälle möglich. In q Zügen sind folglich

$$q_1 . (q_1-1) . (q_1-2) \ldots . (q_1-q+1) = N$$

verschiedene Fälle möglich. Somit ist N der Nenner der gesuchten Wahrscheinlichkeit W.

Um den Zähler Z derselben zu finden, muss man die Zahl der für die gesuchte Wahrscheinlichkeit W günstigen Fälle bestimmen. Günstig sind unter den N Fällen (Combinationen) diejenigen, welche gleichzeitig p weisse und $(q-p)$ schwarze Kugeln enthalten. Wenn man zu ziehen anfängt, kann beim ersten Zug, der eine weisse Kugel trifft, jede der in der Urne vorhandenen p_1 weissen Kugeln getroffen werden; bei dem zweiten Zug, der eine weisse Kugel trifft, jede der noch übrigen (p_1-1); beim dritten Zug jede der noch übrigen (p_1-2); beim p^{ten} Zug jede der noch vorhandenen (p_1-p+1). In p Zügen, die weisse Kugeln treffen, sind

$$p_1 . (p_1-1) . (p_1-2) \ldots . (p_1-p+1) = P$$

verschiedene Fälle möglich. Der Rest der Züge, nämlich die $(q-p)$ übrigen sollen schwarze Kugeln treffen. Die erste dieser $(q-p)$ Ziehungen kann jede der (q_1-p_1) in der Urne vorhandenen schwarzen Kugeln treffen; (q_1-p_1) verschiedene Fälle sind möglich. Bei der zweiten der $(q-p)$ Ziehungen kann jede der übrigen (q_1-p_1-1) schwarzen Kugeln gezogen werden; bei der letzten $(q-p)^{ten}$, kann jede der noch übrigen

$$(q_1-p_1-[q-p+1])$$

schwarzen Kugeln gezogen werden. Bei allen $(q-p)$ Ziehungen von schwarzen Kugeln sind

$(q_1-p_1).(q_1-p_1-1)(q_1-p_1-2)\dots(q_1-p_1-[q-p+1])=Q$ verschiedene Fälle (Combinationen) möglich.

Jeder der bei den p Ziehungen weisser Kugeln möglichen Fälle kann mit jedem der bei den $(q-p)$ Ziehungen schwarzer Kugeln möglichen Fälle zusammen vorkommen. Die Zahl der für die gesuchte Wahrscheinlichkeit W günstigen Fälle ist folglich

$$R=P.Q=p_1.(p_1-1)\dots(p_1-p+1)\times(q_1-p_1).(q_1-p_1-1)\dots(q_1-p_1-[q-p+1]),$$

wenn, was bisher stillschweigend vorausgesetzt wurde, die Reihenfolge, in der unter den q Ziehungen p weisse und $(q-p)$ schwarze Kugeln gezogen werden, eine bestimmte ist. Unsere Aufgabe gestattet aber eine beliebige Reihenfolge. Wir haben also zu untersuchen, wie viel verschiedene Fälle aus den bei bestimmter Reihenfolge sich ergebenden R günstigen Fällen hervorgehen, wenn wir mit den Elementen von R alle möglichen Versetzungen (Permutationen) vornehmen. Es sind q Ziehungen gemacht, davon haben p gleiche, nämlich weisse, und ferner $(p-q)$ wieder gleiche, nämlich schwarze Kugeln ergeben. Wenn q Elemente in beliebiger Reihenfolge gesetzt werden sollen, während p gleiche und $(q-p)$ gleiche Elemente existiren, so ist die Anzahl der verschiedenen Versetzungen (Permutationen) bekanntlich

$$S=\frac{q!}{p!(q-p)!}$$

Es ist aber $\frac{q!}{p!(q-p)!}$

$$=\frac{q(q-1)(q-2)..(q-p+1)\times(q-p)(q-p-1)(q-p-2)\dots 2.1}{1.2.3.4\dots(p-1).p\quad\times 1.2.3\dots\quad(q-p)}$$

$$=\frac{q(q-1)(q-2)(q-p+1)}{1.2.3\dots\dots(p-1)p},$$ da das übrige sich forthebt, also

$S=q_p$, (vgl. den Eingang dieses Kapitels).

Um die Anzahl der für W günstigen Fälle zu finden, müssen wir S mit R multipliciren und finden schliesslich den Zähler des Bruches W

$$Z = q_p \times p_1 . (p_1 - 1) \ldots (p_1 - p + 1) \times (q_1 - p_1)(q_1 - p_1 - 1) . (q_1 - p_1 - [q - p + 1]).$$

Folglich ist $W =$

$$q_p \times \frac{p_1 . (p_1 - 1)(p_1 - 2) . (p_1 - p + 1) \times (q_1 - p_1)(q_1 - p_1 - 1) . . (q_1 - p_1 - [q - p + 1])}{q_1 . (q_1 - 1)(q_1 - 2) \ldots (q_1 - q + 1).}$$

Nach der Annahme ist q_1 unendlich gross gegen q,
p_1 " " " p,
also auch $(q_1 - p_1)$ " " " $q - p$.

Gegen die unendlich grossen Zahlen verschwinden die endlichen in den einzelnen eingeklammerten Factoren; es wird

$$W = q_p \times \frac{p_1 . p_1 \ldots p_1 \times (q_1 - p_1) . (q_1 - p_1) \ldots (q_1 - p_1)}{q_1 . q_1 . q_1 \ldots q_1}.$$

Man sieht aber leicht, dass der Factor p_1 im Zähler p mal vorhanden ist, $(q_1 - p_1)$ hingegen $(q - p)$ mal, und der Factor q_1 im Nenner q mal. Daher ist

$$W = q_p \times \frac{p_1^{\,p} . (q_1 - p_1)^{q-p}}{q_1^{\,q}}.$$

Es ist aber identisch $q_1^{\,q} = q_1^{\,q-p+p} = q_1^{\,q-p} . q_1^{\,p}$, also

$$W = q_p \times \frac{p_1^{\,p} . (q_1 - p_1)^{q-p}}{q_1^{\,p} . q_1^{\,q-p}} = q_p \times \left(\frac{p_1}{q_1}\right)^p . \left(\frac{q_1 - p_1}{q_1}\right)^{q-p},$$

oder wenn man $\frac{q_1 - p_1}{q_1} = 1 - \frac{p_1}{q_1}$ und für $\frac{p_1}{q_1}$ immer seinen Werth w setzt, $W = q_p . w^p (1 - w)^{q-p}$: genau dieselbe Gleichung, die für die Wahrscheinlichkeit a priori schon im ersten Abschnitt gefunden wurde und die wir noch vielfach anzuwenden haben.

Häufig*) sucht man nicht die Wahrscheinlichkeit, dass in q Ziehungen das Ereigniss A genau p mal vorkomme, sondern die Wahrscheinlichkeit, dass in q Ziehungen das Ereigniss mindestens p mal vorkomme. Alle die Fälle sind günstig für die letztere Wahrscheinlichkeit, wo A q mal oder $(q - 1)$ mal oder $(q - 2)$ mal bis p mal herab vorkommt. Nach Abschn. I. Kap. III. erhält man die gesuchte Wahrscheinlichkeit, wenn man die Summe bildet aus den Wahrscheinlichkeiten, dass in q Zeichnungen A q mal,

$(q - 1)$ mal.

$(q - 2)$ mal

bis p mal vorkommt, also, — falls die Wahrscheinlichkeit von $A = w_1$ ist, — wenn man in der Entwickelung des Binomium $(w_1 + w_2)^q$ die Summe der ersten Glieder nimmt, bis zu demjenigen inclusive, welches w_1 in der p^{ten} Potenz erhält.

Wie gross ist z. B. die Wahrscheinlichkeit, in 4 Würfen die 6 wenigsten 2 Mal zu treffen?

$$w_1 = \tfrac{1}{6},\ w_2 = \tfrac{5}{6},\ q = 4,\ p = 2.$$

Die verlangte Wahrscheinlichkeit ist

$$W = w_1^4 + 4\,w_1^3 \,.\, w_2 + 6\,w_1^2\,w_2^2 =$$

$$\frac{1}{6^4} + 4 \times \frac{1\,.\,5}{6^4} + 6 \times \frac{1\,.\,25}{6^4} = \frac{171}{1296} = \tfrac{1}{8}\ \text{p. p.}$$

Hieran schliesst sich, die Statistik als Hilfsmittel der Forschung überhaupt ermöglichend, das bemerkenswerthe Gesetz der grossen Zahlen, auf dessen Beweis der berühmte Mathematiker Jacob Bernouilli**) ein 20jähriges Nachdenken verwendet hat.

---

*) Nach Lacroix.

**) J. Bernouilli Ars conjectandi Basil. 1713 p. 227. Hoc igitur est illud problema, quod evulgandum hoc loco proposui, postquam jam per vicennium pressi, et cujus tum novitas tum summa utilitas cum pari conjuncta difficultate omnibus reliquis hujus doctrinae capitibus pondus et pretium superaddere potest.

Dieses Gesetz ist keineswegs so selbstverständlich, wie mancher bei oberflächlicher Betrachtung glauben möchte. Dass man durch Häufung der Beobachtungen die Wahrscheinlichkeit eines Ereignisses a posteriori sicherer erfährt, als bei wenigen Versuchen, weiss Jeder. Was aber nicht ohne weiteres klar wird, ist die Frage, ob mit der Häufung der Versuche die Wahrscheinlichkeit, den wahren Werth der Möglichkeit des Ereignisses zu erreichen, continuirlich wächst, also der Gewissheit beliebig angenähert werden kann, oder ob man über einen gewissen Grad der Wahrscheinlichkeit nicht hinaus kommt, — eine Unterscheidung, die selbst von den neueren Autoren manchen entgangen zu sein scheint.

„Et stupidissimus quisque nescio quo naturae instinctu.... per se compertum habet, quo plures captae fuerint observationes, eo minus a scopo aberrandi periculum fore. Quamquam autem hoc naturaliter omnibus notum est, demonstratio, quâ id ex artis principiis evincitur, minime vulgaris est et proin nobis hic loci tradenda incumbit: ubi tamen parum me praestiturum existimarem, si in hoc uno, quod nemo ignorat, denunciando subsisterem. Ulterius aliquid hic contemplandum superest, quod nemini fortasse vel cogitando adhucdum incidit. Inquirendum nimirum restat, an aucto sic observationum numero ita continuo augeatur probabilitas assequendae genuinae rationis inter numeros casuum, quibus eventus aliquis contingere et quibus non contingere potest, ut probabilitas haec tandem datum quemvis certitudinis gradum superet: an vero Problema, ut sic dicam, suam habeat Asymptoton, h. e. an detur quidam certitudinis gradus, quem nunquam excedere liceat, utcunque multiplicentur observationes." (Bernouilli, l. c.)

Der Beweis des Bernouilli'schen Gesetzes beruht ganz und gar auf den Eigenschaften des Binomium

$$(w_1 + w_2)^q.$$

Dasjenige Glied desselben, welches den grössten absoluten Werth hat, liefert, für q Versuche, diejenige Combination von A und

B, welche an sich die wahrscheinlichste ist. Betrachtet man zunächst den einfachsten Fall, wo $w_1 = w_2 = \frac{1}{2}$, so ist

1) $(w_1 + w_2)^2 = w_1^2 + 2\, w_1\, w_2 + w_2^2$,
2) $(w_1 + w_2)^3 = w_1^3 + 3\, w_1^2\, w_2 + 3\, w_1\, w_2^2 + w_2^3$,
3) $(w_1 + w_2)^4 = w_1^4 + 4\, w_1^3\, w_2 + 6\, w_1^2\, w_2^2 + 4\, w_1\, w_2^3 + w_2^4$,
4) $(w_1 + w_2)^5 = w_1^5 + 5\, w_1^4\, w_2 + 10\, w_1^3\, w_2^2 + 10\, w_1^2\, w_2^3 + 5\, w_1\, w_2^4 + w_1^5$ u. s. f.

In diesem Falle ist natürlich, wenn der Exponent q eine grade Zahl darstellt, das mittlere Glied der Entwickelung (die Anzahl der Glieder ist immer $= q + 1$) das grösste. In 1) ist $2\, w_1\, w_2 = 2 \,.\, (\frac{1}{2})^2$, also grösser als das erste Glied und als das letzte Glied, von denen jedes $= (\frac{1}{2})^2$ ist. In 3) ist $6\, w_1^2\, w_2^2 = 6\, (\frac{1}{2})^2 \,.\, (\frac{1}{2})^2 = 6 \,.\, (\frac{1}{2})^4$, also grösser als das erste oder als das letzte Glied, von denen jedes $= (\frac{1}{2})^4$; und ferner grösser als das 2. oder als das vorletzte Glied, von denen jedes $= 4 \,.\, (\frac{1}{2})^3 \,.\, \frac{1}{2} = 4 \,.\, (\frac{1}{2})^4$. Wenn aber q eine ungrade Zahl, so ist von den beiden mittleren, mit gleichen Binomialcoëfficienten behafteten Gliedern jedes grösser, als jedes andere Glied. Denn in 2) ist $3\, w_1^2\, w_2 = 3\, w_1\, w_2^2 = 3 \,.\, (\frac{1}{2})^3$, also grösser als das erste Glied oder als das letzte Glied, von denen jedes $= (\frac{1}{2})^3$. In 5) ist $10\, w_1^3\, w_2^2 = 10\, w_1^2\, w_2^3 = 10 \,.\, (\frac{1}{2})^5$, also grösser als das erste oder als das letzte Glied, von denen jedes $= (\frac{1}{2})^5$; ferner auch grösser als das 2. oder vorletzte Glied, von denen jedes $= 5\, (\frac{1}{2})^5$. Für die höheren Potenzen gilt dasselbe.

Bei 2 Ziehungen ist die wahrscheinlichste Combination A, B;
„ 4 „ „ „ „ „ $2\, A, 2\, B$;
„ 3 „ sind die beiden wahrsch. Comb. $2\, A, B$ u. $A, 2\, B$;
„ 5 „ „ „ „ „ „ $3\, A, 2\, B$ u. $2\, A, 3\, B$.

Man sieht, dass in den wahrscheinlichsten Combinationen die Zahl der A zu der Zahl der B sich entweder verhält wie $w_1 : w_2$, d. h. gleich ist, oder doch sich diesem Verhältniss möglichst annähert. Die absolute Grösse der Wahrscheinlichkeit des wahrscheinlichsten Falles nimmt dabei mit wachsendem q immer mehr ab, was sehr einleuchtend ist, da mit wachsendem q die Zahl aller möglichen Fälle immer mehr zunimmt. Es ist die absolute Grösse des W

bei 2 Ziehungen	für 1 mal A, 1 mal B	$= 2\, w_1\, w_2$	$= 2 \cdot \frac{1}{2} \cdot \frac{1}{2} = \frac{1}{2}$
„ 4 „	„ 2 „ A, 2 „ B	$= 6\, w_1^2\, w_2^2$	$= 6 \cdot \frac{1}{4} \cdot \frac{1}{4} = \frac{3}{8}$
„ 3 „	{ „ 2 „ A, 1 „ B oder „ 1 „ A, 2 „ B }	$= 3\, w_1^2\, w_2$	$= 3 \cdot \frac{1}{4} \cdot \frac{1}{2} = \frac{3}{8}$
„ 5 „	{ „ 3 „ A, 2 „ B oder „ 2 „ A, 3 „ B }	$= 10\, w_1^3\, w_2^2$	$= 10 \cdot \frac{1}{8} \cdot \frac{1}{4} = \frac{5}{16}$

Dagegen nimmt bei wachsendem q die relative Grösse der Wahrscheinlichkeit des wahrscheinlichsten Falles, verglichen mit der Wahrscheinlichkeit jedes anderen Falles, regelmässig zu.

Die Wahrscheinlichkeit, in 2 Ziehungen eher 1 mal A und 1 mal B zu treffen, als 2 mal A zu treffen, ist (nach Abschn. I. Kap. III.) gleich der absoluten Wahrscheinlichkeit der Combination (A, B), dividirt durch die Summe der absoluten Wahrscheinlichkeiten für die Combinationen (A, B) und (A, A), also gleich

$$\frac{\frac{1}{2}}{\frac{1}{2} + \frac{1}{4}} = \frac{2}{3}.$$

Die Wahrscheinlichkeit, in 4 Ziehungen eher 2 mal A und 2 mal B herbeizuführen, als 4 mal A, ist gleich

$$\frac{\frac{3}{8}}{\frac{1}{16} + \frac{3}{8}} = \frac{6}{7};\ \frac{6}{7} > \frac{2}{3}.$$

Die Wahrscheinlichkeit, in 6 Ziehungen eher 3 mal A und 3 mal B herbeizuführen, als 6 mal A, ist gleich

$$\frac{\frac{20}{64}}{\frac{1}{64} + \frac{20}{64}} = \frac{20}{21};\ \frac{20}{21} > \frac{6}{7}.$$

Wenn w_1 nicht gleich w_2 ist, so ist die relativ wahrscheinlichste Combination von A und B immer noch diejenige, in welcher die Zahl der A sich zu der Zahl der B verhält wie

$$w_1 : w_2.$$

Sei $w_1 = \frac{3}{5}$, $w_2 = \frac{2}{5}$, so dass $w_1 : w_2 = 3 : 2$; machen wir

$q = 5$, so ist das grösste Glied in der Entwickelung von $(w_1 + w_2)^5$ das folgende

$$10\, w_1^3\, w_2^2 = \tfrac{1080}{3125} = \tfrac{1}{3} \text{ p. p.}$$

Das voraufgehende Glied ist nämlich

$$5\, w_1^4\, w_2 = \tfrac{810}{3125} < \tfrac{1080}{3125};$$

das folgende Glied ist

$$10\, w_1^2\, w_2^3 = \tfrac{720}{3125} < \tfrac{1080}{3125}.$$

Machen wir $q = 10$, so ist das grösste Glied der Entwickelung $(w_1 + w_2)^{10}$ das folgende

$$\frac{10 . 9 . 8 . 7}{1 . 2 . 3 . 4}\, w_1^6\, w_2^4 = \frac{210 . 3^6 . 2^4}{5^{10}} = \frac{2449440}{9765625} = \tfrac{24}{97} \text{ p. p.}$$

Das vorhergehende Glied ist

$$\frac{10 . 9 . 8}{1 . 2 . 3}\, w_1^7 . w_2^3 = \frac{120 . 3^7 . 2^3}{5^{10}} = \frac{2099520}{9765625} = \tfrac{20}{97} \text{ p. p.}$$

Das folgende Glied ist

$$210 . \tfrac{6}{5} . w_1^5 . w_2^5 = \frac{252 , 3^5 . 2^5}{5^{10}} = \frac{1959242}{9765625} = \tfrac{19}{97} \text{ p. p.}$$

Damit q in 2 ganze Zahlen getheilt werden könne, die sich verhalten wie $w_1 : w_2 = \frac{m}{m+n} : \frac{n}{m+n} = m : n$, mache man $q = r\,(m + n)$, wo r eine ganze Zahl ist. In der Entwickelung $(w_1 + w_2)^{r\,(m+n)}$ ist das grösste Glied dasjenige, das den Factor $w_1^{rm} . w_2^{rn}$ enthält; diejenige Combination also bei $r\,(m + n)$ Versuchen die wahrscheinlichste, die rm mal A und rn mal B enthält.

In der Entwickelung von $(w_1 + w_2)^{10}$, wenn $w_1 = \frac{3}{5}$, verhält sich das grösste Glied zum vordersten wie

$$\frac{2449440}{9765625} : \frac{3^{10}}{9765625}$$

$$= 2449440 : 59049 = 245 : 6 . (\text{p. p.})$$

In der Entwickelung von $(w_1 + w_2)^5$ verhält sich das grösste Glied zum ersten wie

$$\tfrac{1080}{3125} : \tfrac{243}{3125} = 10 : 2 \ (\text{p. p.}).$$

Je mehr $q = r\,(m + n)$ anwächst, desto grösser wird in der Entwickelung von $(w_1 + w_2)^q$ die Summe des grössten Gliedes und der ihm unmittelbar benachbarten im Vergleich zu der Summe aller übrigen Glieder: desto grösser ist also die Wahrscheinlichkeit, dass in q Versuchen die Zahl der Ereignisse A zu der Zahl der Ereignisse B sich verhält wie $w_1 : w_2$ und dass hierbei ihr Verhältniss eine gegebene Grenze nicht überschreite. Um dies genauer nachzuweisen, betrachten wir zunächst wieder den einfachsten Fall, dass $w_1 = w_2 = \frac{1}{2}$ und suchen die Wahrscheinlichkeit W, dass in q Versuchen A nicht häufiger als $\frac{3}{5} . q$ mal und nicht seltener als $\frac{2}{5} . q$ mal vorkomme.

$$\left(\frac{3}{5} - \frac{1}{10} = \frac{1}{2} = \frac{2}{5} + \frac{1}{10}\right)$$

Setzen wir zunächst $q = 5$, (machen wir 5 Versuche), so ist die Wahrscheinlichkeit, dabei nicht mehr als $\frac{3}{5} . 5 = 3 \times A$ und nicht weniger als $\frac{2}{5} . 5 = 2 \times A$ zu erhalten, gleich demjenigen Theil aus der Entwickelung des Binoms

$$(w_1 + w_2)^5,$$

welcher w_1 in der 2. und in der 3. Potenz erhält:

$$W = 10\, w_1^3 . w_2^2 + 10\, w_1^2 . w_2^3 = 20 . \frac{1}{2^5} = \frac{20}{32} = \frac{5}{8}.$$

Setzen wir $q = 10$, (machen wir 10 Versuche), so ist die Wahrscheinlichkeit, dabei nicht mehr als $\frac{3}{5} . 10 = 6 \times A$ und nicht weniger als $\frac{2}{5} . 10 = 4 \times A$ zu erhalten, gleich demjenigen Theil aus der Entwickelung des Binoms $(w_1 + w_2)^{10}$, welcher w_1 in der 6., 5. und 4. Potenz enthält.

$$W = 210\, w_1^6\, w_2^4 + 252\, w_1^5\, w_2^5 + 210\, w_1^4\, w_2^6 = \frac{672}{1024}.$$

$$\frac{640}{1024} = \frac{5}{8};\ \frac{672}{1024} > \frac{5}{8}$$

Setzt man $q = 100$ (macht man 100 Versuche), so ist die Wahrscheinlichkeit W, dabei nicht über $\frac{3}{5} . 100 = 60 \times A$ und nicht unter $\frac{2}{5} . 100 = 40 \times A$ zu erhalten, gleich demjenigen Theil in der Entwickelung des Binomium

$$(w_1 + w_2)^{100},$$

welches anfängt mit $100_{40} . w_1^{60} . w_2^{40}$ und endigt mit

$$100_{60} . w_1^{40} . w_2^{60}.$$ *)

---

*) Wie so hohe Binomialcoeff. bequem berechnet werden, s. im Anhang.

Man findet $W = \frac{96}{100}$, eine Wahrscheinlichkeit, die der Gewissheit bereits sehr nahe kommt. Nennt man den beobachteten Werth der Wahrscheinlichkeit w', so besteht für 100 Versuche schon die Wahrscheinlichkeit $W = \frac{96}{100}$, dass die beobachtete Wahrscheinlichkeit für A, w' nicht um mehr als $\frac{1}{10}$ ihres Werthes von der wahren Wahrscheinlichkeit $w_1 = \frac{1}{2}$ abweichen werde: während für 10 Versuche W nur $= \frac{65}{100}$, für 5 Versuche $W = \frac{62}{100}$ ist.

Steckt man die Grenzen enger, so ist für die gleiche Zahl von Versuchen W geringer. Die Wahrscheinlichkeit W, dass in 100 Versuchen die beobachtete Chance von A, nämlich w', höchstens um $\pm \frac{1}{20}$ seines Werthes von der wahren Chance w_1 abweiche, ist für 100 Versuche $= \frac{73}{100}$, $\frac{73}{100} < \frac{96}{100}$. Lässt man aber q noch weiter anwachsen, so wird auch für die engere Grenze ($\pm \frac{1}{20} w'$) die gesuchte Wahrscheinlichkeit W weiter wachsen und kann der Gewissheit beliebig angenähert werden.

Dieser wichtige Satz ist nicht auf den Fall beschränkt, wo $w_1 = w_2 = \frac{1}{2}$, sondern hat allgemeine Gültigkeit für jedes beliebige w_1.

Sei die Wahrscheinlichkeit von A

$$w_1 = \frac{m}{m+n} = \frac{3}{5}; \text{ also } w_2 = \frac{n}{m+n} = \frac{2}{5}.$$

Setzen wir zunächst wieder $q = 5$, so ist die Wahrscheinlichkeit, dass in 5 Versuchen A nicht öfter als $\frac{4}{5} . 5$ mal und nicht seltener als $\frac{2}{5} . 5$ mal vorkomme.

$$W = 5\, w_1^4\, w_2 + 10\, w_1^3 . w_2^2 + 10\, w_1^2\, w_2^3$$

$$= \frac{810}{5^5} + \frac{1080}{5^5} + \frac{720}{5^5} = \frac{2610}{3125} = \frac{26}{31} \text{ p. p.} = 0{,}7.$$

Setzen wir $q = 10$, so ist die Wahrscheinlichkeit, in 10 Versuchen nicht über $\frac{4}{5} . 10 = 8$ mal und nicht unter $\frac{2}{5} . 10 = 4$ mal A zu finden,

$$W = 45\, w_1^8 \,.\, w_2^2 + 120\, w_1^7\, w_2^3 + 210\, w_1^6\, w_2^4 + 252\, w_1^5\, w_2^5 + 210\, w_1^4\, w_2^6$$

$$= \frac{1180980}{9765625} + \frac{2099520}{9765625} + \frac{2449440}{9765625} + \frac{1959552}{9765625} + \frac{1088640}{9765615}$$

$$= \tfrac{8}{9}\ (\text{p. p.}) = 0{,}88;\ 0{,}88 > 0{,}7 \text{ u. s. f.}$$

Der bisherige inductive Beweis des Bernouilli'schen Gesetzes mag für unsere Zwecke*) genügen.

Dieses Gesetz, welches (nach Prof. A. Fick) zu den bemerkenswerthen und allgemeinsten Wahrheiten zu rechnen ist, die bis jetzt von dem menschlichen Geist mit Sicherheit erkannt sind, besagt, dass man durch genügend oft wiederholte Versuche, wenn nur zwei Ereignisse A und B möglich sind, die wirkliche Wahrscheinlichkeit von A innerhalb gewisser Grenzen mit einer der Sicherheit beliebig angenäherten Wahrscheinlichkeit auffinden kann.

Aus einer sehr grossen Reihe von Beobachtungen, worin A eintreten muss oder B, kann man einen Schluss, aber nur einen Wahrscheinlichkeitsschluss!, auf die abstracte Wahrscheinlichkeit (relative Häufigkeit) von A machen, und hierauf beruht ein wichtiger Theil der Statistik.

In der medizinischen Statistik ist die Zahl der Versuche öfters beschränkt, da das Beobachtungsmaterial eben nicht in beliebiger Ausdehnung zu beschaffen ist. Die kleinen Beobachtungsreihen sind keineswegs werthlos; man muss aber ihr Gewicht richtig beurtheilen, wenn nicht die Heilkunde von einer Hypothese zur andern schwanken soll.

Man muss darauf dringen, dass, um als Richtschnur für unser praktisches Handeln zu dienen, als Ersatz für die mathematische Gewissheit, die in der Medizin (wie auch z. B.

*) Den allgemeinen (deductiven) Beweis s. bei Bernouilli p. 228 bis 238 und danach bei Lacroix p. 52 flg.

in der Jurisprudenz) oft genug nicht zu erzielen ist, ein sehr hoher Grad von Wahrscheinlichkeit gewählt werde, den Bernouilli als moralische Gewissheit bezeichnet. Diejenige Wahrscheinlichkeit, die wir als genügend gelten lassen wollen, kann an sich willkürlich gewählt werden; einen gewissen historischen Werth hat die Zahl 0,9953$=\frac{212}{213}$, die Poisson (in seiner Wahrscheinlichkeitsrechnung) eingeführt und Gavarret (in seiner medizinischen Statistik) angewendet hat. Welcher Kaufmann würde nicht ein Geschäft unternehmen, für dessen Gelingen er 212 gegen 1 zu wetten berechtigt ist? Das ärztliche Handeln ist allerdings von anderen Motiven geleitet als die kaufmännische Spekulation. Wenn aber absolute Sicherheit nicht zu erreichen ist, wird man immerhin diesen hohen Grad von Wahrscheinlichkeit als Ersatz der Gewissheit gelten lassen müssen, ebenso wie Richter und Geschworene erfahrungsgemäss nicht anstehen, auf Grund einer solchen Probabilität ihr Verdict abzugeben.

Wollten wir nun versuchen, mit einer solchen Wahrscheinlichkeit von 0,9953 für eine kleine Reihe von z. B. 10 Beobachtungen die Grenzen anzugeben, innerhalb deren das Vorkommen von A schwanken kann; sei die abstracte Wahrscheinlichkeit von $A, w_1 = \frac{3}{5}$, also $w_2 = \frac{2}{5}$: so ist die Wahrscheinlichkeit, bei 10 Versuchen A nicht öfter als 8 und nicht seltener als 4 Mal zu erhalten, erst $= 0,88$. Die Wahrscheinlichkeit, bei 10 Versuchen A nicht öfter als 9 Mal und nicht seltener als 3 Mal zu erhalten, ist $= \frac{91}{97} = 0,93$ u. s. f.

Man sieht leicht ein, dass, falls die erwähnte Wahrscheinlichkeit als Norm gewählt wird, bei mehreren Gruppen von je 10 Versuchen die beobachtete Zahl der relativen Häufigkeit so verschieden ausfallen kann, dass ein sicherer Rückschluss auf den wirklichen Werth der Probabilität von A fast unmöglich ist; vollends ist dies unthunlich, wenn nur eine Beobachtungsreihe von 10 Fällen vorliegt.

Diese Betrachtung leitet uns von selber zu dem folgenden

Satz über, dass nur sehr grosse Beobachtungsreihen ($q \geqq 300$) es ermöglichen, a posteriori (durch Beobachtung) den wirklichen Werth der Chance von A innerhalb gewisser enger Grenzen mit einer an Sicherheit grenzenden Wahrscheinlichkeit zu ermitteln.

Zweites Kapitel.

Ueber die möglichen Fehler der durch die medizinische Statistik ermittelten Häufigkeitszahlen.*)

Lehrsatz: Hat man in einer grössern Reihe von vergleichbaren Fällen statistisch ermittelt, wie oft ein bestimmtes Ereigniss (z. B. der tödtliche Ausgang bei einer bestimmten Krankheit) eingetreten ist und wie oft nicht; so kann man mittelst der durch diese Statistik gelieferten Zahlen immer den möglichen Fehler des Beobachtungsresultates berechnen, d. h. feststellen, um wie viel sich die beobachtete Frequenzzahl des Ereignisses von seiner wirklichen Chance unterscheiden kann.

Wenn in einer grossen Zahl von q überhaupt beobachteten Fällen das Ereigniss A p mal, sein Gegentheil B $(q - p)$ mal gefunden wurde, so besteht die sehr grosse Wahrscheinlichkeit $W = 0{,}9953$ (d. h. man hat das Recht, 212 gegen 1 zu wetten), dass die beobachtete Frequenzzahl für A, nämlich $\frac{p}{q}$, mit dem Fehler $v = \pm \sqrt{\frac{8\,p\,(q-p)}{q^3}}$ behaftet sein kann, also $\frac{p}{q}$ um $\pm\, v$ von w, der wahren Chance von A, abweichen kann. Man

*) Das Problem ist zuerst von Poisson (Recherches sur la probabilité des jugements Paris 1837) gelöst und von Gavarret (Statistique medicale Paris, 1840) ausführlich besprochen worden. Die folgende einfachere Lösung der Aufgabe verdanke ich Herrn L. Natani.

kann noch allgemeiner sagen: es besteht irgend eine sehr hohe, der Sicherheit (= 1) nahe Wahrscheinlichkeit, dass

$\frac{p}{q} = w \pm t \sqrt{\frac{2\,p\,(q-p)}{q^3}}$, wo t einen kleinen Zahlenwerth, etwa zwischen den Grenzen 1,2 und 2,0, bedeutet. *)

Be eis. Wenn unter q Fällen p für das Ereigniss A günstige gefunden sind, so kann man zunächst fragen: Wie gross ist die Probabilität, dass der bestimmte Werth w der Chance von A**) die Ursache der beobachteten Relation $\frac{p}{q}$ abgebe?

Wenn eine Erscheinung mehrere Ursachen haben kann (I. Abschn. IV. Kap.), so verhalten sich die Wahrscheinlichkeiten dieser Ursachen — $C_1, C_2, C_3 \ldots . C_n$ — zu einander, wie die Wahrscheinlichkeiten — $V_1, V_2, V_3 \ldots . V_n$ —, dass die beobachtete Erscheinung unter dem Einfluss der 1., 2. . . . , n^{ten} Ursache zu Stande gekommen.

Hieraus folgt $\frac{C_1}{C_1 + C_2 + \ldots C_n} = \frac{V_1}{V_1 + V_2 + \ldots V_n}$ oder, wenn man alle möglichen Ursachen berücksichtigt, wodurch $C_1 + C_2 \ldots C_n = 1$ wird,

$$1)\quad C_1 = \frac{V_1}{V_1 + V_2 \ldots + V_n}.$$

In unserem Falle wird nach der Wahrscheinlichkeit gefragt, dass die beobachtete Combination von p mal A mit $(q - p)$ mal B in q Versuchen den bestimmten Werth w der

*) In Oesterlen's vortrefflichem Handbuch der medicinischen Statistik (p. 61 sowohl der ersten wie der unveränderten zweiten Auflage) ist die Formel nicht richtig wiedergegeben.

**) Hat man nicht in der ganzen Beobachtungsreihe eine constante, sondern eine von Fall zu Fall wechselnde Chance, so bedeutet w die mittlere Chance, welche während der Beobachtungsdauer constant bleibt, wenn eben die Summe der wirksamen Ursachen sich nicht ändert.

Wahrscheinlichkeit von A zur Ursache habe. Existirt der Werth w, so ist die Wahrscheinlichkeit V_1, dass (unter der Einwirkung des Werthes w als Ursache, wo w irgend einen echten Bruch z. B. $\frac{3}{100}$ bedeutet,) in q Fällen A p mal vorkomme, nach dem vorigen Kapitel

2) $V_1 = q_p \,.\, w^p (1 - w)^{q-p}$. Berücksichtigen wir alle möglichen Ursachen, d. h. alle möglichen Werthe der Wahrscheinlichkeit von A, die der Natur der Sache nach möglich sind, d. h. alle Werthe von 0 bis 1, so wird $V_1 + V_2 + V_3 \ldots + V_n = q_p \,.\, w_0^p (1 - w_0)^{q-p} + q_p \,.\, w_1^p (1 - w_1)^{q-p} + \ldots q_p\, w_n^p (1 - w_n)^{q-p}$.

3) $V_1 + V_2 + V_3 \ldots + V_n = \sum\limits_{0 \text{ bis } 1} [q_p \,.\, w^p (1 - w)^{q-p}]$,

wo Σ das Summenzeichen ist und die einzelnen Glieder der Summe successive für w jeden Werth von 0 bis 1 erhalten. Aus Gl. 1, 2 und 3 folgt durch Substitution

4) $C_1 = \dfrac{w^p (1 - w)^{q-p}}{\sum\limits_{0 \text{ bis } 1} w^p (1 - w)^{q-p}}$, da q_p sich forthebt.

Wichtiger als C_1 ist diejenige Wahrscheinlichkeit M_1, dass in q Versuchen A p mal vorkommt, während die Chance von A, nämlich w, nicht kleiner als der beliebige echte Bruch α und nicht grösser als der echte Bruch β ist, also

$$0 < \alpha < \beta < 1, \ [\text{z. B. } \alpha = \tfrac{25}{100}, \ \beta = \tfrac{35}{100}.]$$

In diesem Falle bleibt der Nenner ungeändert, der Zähler Z geht aber auch in eine Summe über, in der w alle möglichen Werthe von α bis β annimmt. Denn günstig sind für die Wahrscheinlichkeit M_1 alle Fälle, wo w den Werth $\frac{25}{100}$ oder $\frac{26}{100}$ oder $\frac{27}{100}$ bis $\frac{35}{100}$ annimmt, falls $\alpha = \frac{25}{100}$, $\beta = \frac{35}{100}$; also ist Z (nach Abschn. I. Kap. III.) die Summe

$$q_p \tfrac{25}{100}^p (1 - \tfrac{25}{100})^{q-p} + q_p \tfrac{26}{100}^p (1 - \tfrac{26}{100})^{q-p} + \ldots$$

$$5) \ M_1 = \frac{\sum\limits_{\alpha \text{ bis } \beta} [w^p \,.\, (1 - w)^{q-p}]}{\sum\limits_{0 \text{ bis } 1} [w^p \,.\, (1 - w)^{q-p}]}.$$

Denken wir die Einheit in eine unendlich grosse Zahl (t) von unendlich kleinen Brüchen (dw oder dx) getheilt, so dass

$$1 = t \,.\, dw = t \,.\, dx,$$
$$dw = dx = \frac{1}{t};$$

und multipliciren mit dw Nenner wie Zähler von M_1, folglich, da Nenner wie Zähler eine Summe darstellt, jedes Glied von jeder dieser Summen; so wird

$$5\text{a)}\quad M_1 = \frac{\sum\limits_{\alpha \text{ bis } \beta} [w^p (1 - w)^{q-p} dw]}{\sum\limits_{0 \text{ bis } 1} [w^p (1 - w)^{q-p} dw]}.$$

Der Werth des Nenners von M_1 ist

$$6)\quad N = \frac{(q-p)(q-p-1)(q-p-2)\ldots.3\,.\,2\,.\,1}{(p+1)(p+2)(p+3)\ldots.(p+q-p+1)}.^{*)}$$

Der Werth des Nenners ist, da in der Summe w jeden Werth von 0 bis 1, also von $0 \,.\, dx$ bis $t \,.\, dx$ annehmen soll,

$$6\text{a)}\quad N = dx^p \,.\, (1 - dx)^{q-p} \,.\, dx + (2\,dx)^p (1 - 2\,dx)^{q-p}\,dx$$
$$+ (3\,dx)^p (1 - 3\,dx)^{q-p} \,.\, dx \ldots. \{t \text{ Glieder}\}.$$

Der Werth eines beliebigen, des r^{ten} Gliedes, ist $(r \,.\, dx)^p (1 - r dx)^{q-p} dx$ oder, wenn $r \,.\, dx = x$ gesetzt wird,

$$6\text{b)}\quad x^p \,.\, (1 - x)^{q-p} dx.$$

Diesem r^{ten} Gliede müssen, da $r = \frac{x}{dx}$, im ganzen $\left(\frac{x}{dx} - 1\right)$ Glieder voraufgehen. Die Summe R dieser voraufgehenden Glieder werde ausgedrückt durch eine Reihe

$$7)\quad R = Ax^{p+1} (1 - x)^{q-p} + Bx^{p+2} (1 - x)^{q-p-1}$$
$$+ Cx^{p+3} (1 - x)^{q-p-2} \ldots..$$

wo $A, B, C \ldots$ noch zu bestimmende Factoren darstellen. Eine solche Reihe für die Summe R ist möglich, da diese Summe, wenn man von dem hintersten Glied anfängt, die folgende Form hat

---

*) Wie die partielle Integration sofort ergiebt, elementar aber nur auf Umwegen — nach Condorcet Elements du calculs des prob. p. 70; vgl. Lacroix l. c., p. 138 — gezeigt werden kann.

$$(x - dx)^p \,.\, [1 - (x - dx)]^{q-p}\, dx$$
$$+ (x - 2\,dx)^p \,.\, [1 - (x - 2\,dx)]^{q-p}\, dx + \ldots .$$

Lässt man in Gl. 7) x anwachsen auf $(x + dx)$, so muss auch R anwachsen auf $R + dR$.

$$8)\; R + dR = A\{(x + dx)^{p+1} \,.\, (1 - [x + dx])^{q-p}\}$$
$$+ B\{(x + dx)^{p+2} \,.\, (1 - [x + dx])^{q-p-1}\}$$
$$+ C\{(x + dx)^{p+3} \,.\, (1 - [x + dx])^{q-p-2}\} \ldots$$

Zieht man Gl. 7 von 8 ab, so bleibt

$$9)\; dR = A\{(x + dx)^{p+1} \,.\, (1 - x - dx)^{q-p} \quad - x^{p+1}(1 - x)^{q-p}\}$$
$$+ B\{(x + dx)^{p+2} \,.\, (1 - x - dx)^{q-p-1} - x^{p+2}(1 - x)^{q-p-1}\}$$
$$+ C\{(x + dx)^{p+3} \,.\, (1 - x - dx)^{q-p-2} - x^{p+3}(1 - x)^{q-p-2}\}$$
$$= x^p (1 - x)^{q-p} \,.\, dx.$$

Denn der Zuwachs, den die Summe R erfährt, wenn x auf $(x + dx)$ anwächst, ist eben das r^{te} Glied der Reihe N, also $x^p\,(1 - x)^{q-p}\, dx$.

Um in Gl. 9 die Reihe rechterseits bequem zu entwickeln, setze man $1 - x = z$ und beachte, dass die 2. Zeile aus der ersten folgt, wenn A in B übergeht, sowie $(p + 1)$ in $(p + 2)$, sowie $(q - p)$ in $(q - p - 1)$ u. s. f. Man braucht also nur die erste Zeile zu berechnen. Nach dem binomischen Lehrsatz ist

$$A\,\{(x + dx)^{p+1} \,.\, (z - dx)^{q-p}\} =$$
$$A\,\{(x^{p+1} + [p + 1] \,.\, x^p \,.\, dx + \ldots)\,(z^{q-p} - [q - p] \,.\, z^{q-p-1} \,.\, dx + \ldots)\};$$

da die Glieder, die dx in höheren Potenzen als der ersten enthalten, verschwindend klein werden; — oder, nach Ausführung der Multiplication, wobei wieder die Glieder, die dx in höheren Potenzen enthalten, verschwinden:

$$= A \,.\, x^{p+1} \,.\, z^{q-p} + (p + 1) A x^p\, z^{q-p} \,.\, dx$$
$$- (q - p)\; A x^{p+1} \,.\, z^{q-p-1} \,.\, dx \ldots$$

Also ist in Gl. 9 die erste Zeile

$$A\,\{(x + dx)^{p+1}\,(1 - x - dx)^{q-p} - x^{p+1}\,(1 - x)^{q-p}\} =$$
$$A \,.\, x^{p+1} z^{q-p} + (p+1) A \,.\, x^p z^{q-p} \,.\, dx - (q - p) \,.\, A x^{p+1} \,.\, z^{q-p-1} \,.\, dx$$
$$- A x^{p+1} \,.\, z^{q-p}$$

$$= (p + 1) A \,.\, x^p z^{q-p} \,.\, dx - (q - p) A \,.\, x^{p+1} \,.\, z^{q-p-1} \,.\, dx.$$

Folglich wird aus Gl. 9

$$10)\ x^p.z^{q-p}.dx = A\{(p+1)x^p.z^{q-p}dx - (q-p)x^{p+1}.z^{q-p-1}.dx\}$$
$$+ B\{(p+2)x^{p+1}z^{q-p-1}dx - (q-p-1)x^{p+2}.z^{q-p-2}.dx\}$$
$$+ C\{(p+3)x^{p+2}z^{q-p-2}dx - (q-p-2)x^{p+3}z^{q-p-3}dx\} + \ldots$$

Dividirt man Gl. 10 durch dx und bringt sie auf null, so ist

$$11)\ 0 = x^p z^{q-p}\{(p+1)A - 1\}$$
$$- x^{p+1}.z^{q-p-1}\{(q-p)A - (p+2)B\}$$
$$- x^{p+2}.z^{q-p-2}\{(q-p-1)B - (p+3)C\} + \ldots$$

Diese Gleichung kann für jedes beliebige x nur dann gelten, wenn die constanten Factoren der einzelnen Glieder, die in den Klammern $\{\ \}$ enthalten sind, einzeln gleich null werden. Man hat also die folgenden Gleichungen

$$(p+1)A - 1 = 0;\ \text{mithin}\ A = \frac{1}{(p+1)};$$

$$(q-p)A - (p+2)B = 0;\ \text{mithin}\ B = \frac{(q-p)}{(p+1)(p+2)};$$

$$(q-p-1)B - (p+3)C = 0;\ \text{mithin}\ C = \frac{(q-p)(q-p-1)}{(p+1)(p+2)(p+3)};$$

u. s. f. Somit sind die Factoren A, B, C in Gl. 7 bestimmt und diese lautet jetzt

$$12)\ R = \frac{x^{p+1}(1-x)^{q-p}}{(p+1)} + \frac{(q-p)x^{p+2}(1-x)^{q-p-1}}{(p+1)(p+2)} + \ldots$$
$$+ \frac{(q-p)(q-p-1)\ldots.3.2.1 \times x^{p+q-p+1}}{(p+1)(p+2)(p+3)\ldots..(p+q-p+1)}.$$

R bedeutet die Summe der Glieder in der Reihe N vor dem r^{ten} Gliede; dieses selber $(= x^p[1-x]^{q-p}dx)$ ist verschwindend klein gegen R, da $dx = \frac{1}{t}$, x aber einen echten Bruch darstellt, dessen höhere Potenzen sehr klein werden, jedenfalls die Eins zur Grenze haben. Man kann also in 12 die Summe rechter Hand für alle Glieder der Summe 6a incl. des r^{ten} setzen. Um den Werth des Nenners N complet zu haben, muss das r^{te} Glied dasjenige sein, für welches x seinen höchsten Werth (= 1) erlangt. Dann verschwinden, da der Factor $1 - x = 0$ wird, alle Glieder, die diesen Factor besitzen; es bleibt allein das letzte übrig und wird, da die Potenzen von 1 immer 1 sind,

$$\text{I.}\quad N = \frac{(q-p)(q-p-1)(q-p-2)\ldots 3.2.1}{(p+1)(p+2)(p+3)\ldots(p+q-p+1)}.$$

Im Nenner von I ist $p + q - p + 1 = q + 1$, somit wird

$$\frac{1}{N} = \frac{(q+1) \times q \cdot (q-1)(q-2) \ldots . (q - [q-p] + 1)}{1 \cdot 2 \cdot 3 \ldots . (q-p-1)(q-p)}.$$

I^a. $\frac{1}{N} = (q+1) \cdot q_{(q-p)} = (q+1) \cdot q_p$, da der $(q-p)^{te}$ Binomialcoëfficient gleich dem p^{ten} bei der q^{ten} Potenz ist.*) Setzt man diesen Werth in 5a ein, so wird

$$13) \quad M_1 = (q+1) \cdot q_p \cdot \sum_{\alpha \text{ bis } \beta} w^p (1-w)^{q-p} \, dw.$$

α und β waren beliebig gewählt; von Interesse für uns ist nur die Frage: Wie gross ist die Wahrscheinlichkeit M_2, dass die beobachtete Chance von A, nämlich $\frac{p}{q}$, von dem wahren Werth w der Chance von A im positiven wie im negativen Sinne höchstens um den im Verhältniss zu $\frac{p}{q}$ sehr kleinen Bruch σ abweicht? σ bleibt vorläufig willkürlich. Es ist also zu setzen $\beta = \frac{p}{q} + \sigma$, $\alpha = \frac{p}{q} - \sigma$.

$$14) \quad M_2 = (q+1) \cdot q_p \cdot \sum_{\left[\text{von } \frac{p}{q} - \sigma \text{ bis } \frac{p}{q} + \sigma\right]} w^p (1-w)^{q-p} \, dw.$$

Wir setzen ferner 15) $w = \frac{p}{q} + v$, wo v einen im Verhältniss zu $\frac{p}{q}$ sehr kleinen Bruch bedeutet; hierzu sind wir berechtigt, da im vorigen Kapitel nachgewiesen ist, dass bei

---

*) $q_{q-p} = \frac{q \cdot (q-1) \ldots (q - [q-p] + 1)}{1 \cdot 2 \cdot 3 \,.\, \quad (q-p)}$

$= \frac{q(q-1) \ldots (q-[q-p]+1) \times (q-[q-p])(q-[q-p-1]) \ldots 3 . 2 . 1}{1 \cdot 2 \cdot 3 \ldots q-p \times 1 \cdot 2 \cdot 3 \ldots (p-1) \cdot p}.$

$q_{q-p} = \frac{q!}{(q-p)! \, p!} = q_p.$

gehäuften Versuchen (wenn q eine grosse Zahl ist) die Wahrscheinlichkeit a posteriori $\frac{p}{q}$ der wirklichen Wahrscheinlichkeit w sich mehr und mehr annähert. Aus 14 und 15 folgt

16) $M_2 = (q + 1)\, q_p \,.\, \sum_{-\sigma \text{ bis } +\sigma} \left(\frac{p}{q} + v\right)^p \left[1 - \frac{p}{q} - v\right]^{q-p} dv.$

Denn lässt man in 15 die Grösse w anwachsen auf $(w + dw)$, so wächst die Variable v auf $(v + dv)$, während die constante Grösse $\frac{p}{q}$ (das Beobachtungsresultat) ungeändert bleibt.

$$w + dw = \frac{p}{q} + v + dv. \quad \text{Nach 15 ist}$$
$$w = \frac{p}{q} + v \quad \text{; subtrahendo folgt}$$
$$dw = dv.$$

Um die Grenzen der Summe in 16 zu bestimmen, beachte man, dass für die Variable w die obere Grenze $\frac{p}{q} + \sigma$ war; die Variable v ist $= w - \frac{p}{q}$: die obere Grenze für v ist also $\frac{p}{q} + \sigma - \frac{p}{q} = + \sigma$. Für die Variable w war die untere Grenze $\frac{p}{q} - \sigma$; für die Variable v ist also die untere Grenze

$$\frac{p}{q} - \sigma - \frac{p}{q} = - \sigma.$$

Jetzt zieht man in 16 aus der ersten Klammer ( ) die Grösse $\left(\frac{p}{q}\right)^p$; aus der zweiten Klammer [] die Grösse $\left(\frac{q-p}{q}\right)^{q-p}$:

$$M_2 = (q + 1) \,.\, q_p \left(\frac{p}{q}\right)^p \,.\, \left(\frac{q-p}{q}\right)^{q-p} \times \sum_{\text{von } -\sigma \text{ bis } +\sigma} \left(1 + \frac{q}{p}\, v\right)^p$$
$$.\left[1 - \frac{q}{(q-p)}\, v\right]^{q-p} dv.$$

$$17)\ M_2 = (q+1) \,.\, q_p \,.\, \frac{p^p (q-p)^{q-p}}{q^q} \times \sum_{-a \text{ bis } +a} \left(1 + \frac{qv}{p}\right)^p$$

$$.\left[1 - \frac{qv}{(q-p)}\right]^{q-p} dv;$$

denn $q^p \,.\, q^{q-p} = q^{p+q-p} = q^q$.

Nun ist identisch 18) $\left(1 + \frac{qv}{p}\right)^p = e^{p \log. \left(1 + \frac{qv}{p}\right)}$ *)

Nach der Voraussetzung stellt v einen kleinen Bruch dar, so dass man die höheren Potenzen als die 2. vernachlässigen kann. Bekanntermassen gilt immer die Reihe

$$\log. \left(1 + \frac{qv}{p}\right) = \frac{qv}{p} - \frac{1}{2} \,.\, \frac{q^2 v^2}{p^2} + \ldots .$$

Folglich wird aus 18) $\left(1 + \frac{qv}{p}\right)^p = e^{\frac{p \,.\, qv}{p} - \frac{p \,.\, q^2 v^2}{2 \,.\, p^2}}$

$= e^{+qv - \frac{p^2 v^2}{2p}}$. Ebenso wird

$$\left[1 - \frac{qv}{(q-p)}\right]^{q-p} = e^{\frac{(q-p)(-qv)}{q-p} - \frac{q^2 v^2}{2(q-p)}} = e^{-qv - \frac{q^2 v^2}{2(q-p)}}.$$

$$\left(1 + \frac{qv}{p}\right)^p \left[1 - \frac{qv}{(q-p)}\right]^{q-p} = e^{+qv - \frac{q^2 v^2}{2p}} \,.\, e^{-qv - \frac{q^2 v^2}{2(q-p)}}$$

$$= e^{-\frac{q^2 v^2}{2p} - \frac{q^2 v^2}{2(q-p)}},$$

da $+ qv$ und $- qv$ sich heben.

---

*) Wo e die Basis des natürlichen Logarithmensystems = 2,718 ... Dass Gl. 18 richtig, sieht man sofort, wenn man davon die natürlichen Logarithmen nimmt.

$$p \,.\, \log. \left(1 + \frac{qv}{p}\right) = p \,.\, \log. \left(1 + \frac{qv}{p}\right) . \log. e;$$

dies ist eine identische Gleichung, da $\log. e = 1$.

$$19)\ M_2 = (q+1)\, q_p \,.\, \frac{p^p (q-p)^{q-p}}{q^q} \times \sum_{-\sigma \text{ bis } +\sigma} e^{-\frac{q^2 v^2}{2}\left(\frac{1}{p} + \frac{1}{q-p}\right)}\, d\,v$$

Die Summe in 19 enthält nur das mit dem Minuszeichen behaftete Quadrat der Variablen v; sie hat also denselben Werth, ob man die obere Grenze $+\sigma$, oder die untere Grenze $-\sigma$ einsetzt; folglich ist $\sum\limits_{-\sigma \text{ bis } +\sigma} = 2 \sum\limits_{0 \text{ bis } \sigma}$.

$$20)\ M_2 = (q+1)\, q_p \,.\, \frac{p^p (q-p)^{q-p}}{q^q} \,.\, 2 \sum_{0 \text{ bis } \sigma} e^{-\frac{q^2 v^2}{2}\left[\frac{q}{p(q-p)}\right]}\, d\,v.$$

Die Exponentialgrösse unter dem Σzeichen ist also $e^{-\frac{q^3 v^2}{2p(q-p)}}$.

Setzt man $21)\ z = \sqrt{\dfrac{q^3 v^2}{2p(q-p)}}$, also

$$21a) \qquad z = v \sqrt{\frac{q^3}{2p(q-p)}}; \text{ so folgt}$$

$$z + dz = (v + dv) \sqrt{\frac{q^3}{2p(q-p)}}, \text{ und durch Subtraction}$$

$$dz = dv \sqrt{\frac{q^3}{2p(q-p)}} \quad \text{oder} \quad dv = dz \sqrt{\frac{2p(q-p)}{q^3}}.$$

$$22)\ M_2 = (q+1)\,.\, q_p \,.\, \frac{2p^p.(q-p)^{q-p}}{q^q} \sum_{0 \text{ bis } t} e^{-z^2}\, dz \times \sqrt{\frac{2p(q-p)}{q^3}}$$

Die Wurzelgrösse kann, da sie allen Gliedern der Summe zukommt, als gemeinsamer Factor herausgesetzt werden. In der neuen Summe Gl. 22 ist die untere Grenze wieder 0, da nach 21a die Variable $z = 0$ wird, wenn $v = 0$. Wird $v = +\sigma$ (obere Grenze), so wird

$$z = +\sigma\sqrt{\frac{q^3}{2p(q-p)}} = \tau;$$ τ ist die obere Grenze der Summe in Gl. 22.

Nun können wir die bisher willkürliche Grösse σ so bestimmen, dass $\sigma = v$; dann wird

$$\tau = v\sqrt{\frac{q^3}{2p(q-p)}} = z,$$ so dass in Gl. 22 statt $\sum\limits_{0 \text{ bis } \tau}$ zu setzen ist $\sum\limits_{0 \text{ bis } z}$.

$$q_p = \frac{q!}{p!\,(q-p)!} = \frac{q^{q+\frac{1}{2}}}{\sqrt{2\pi}\,.\,p^{p+\frac{1}{2}}.(q-p)^{q-p+\frac{1}{2}}},$$ da (nach der Voraussetzung) q und p grosse Zahlen bedeuten*), folglich

$$M_2 = \frac{2\,(q+1)\,.\,q^q.\sqrt{q}.p^p.(q-p)^{q-p}.\sqrt{2}.\sqrt{p}\sqrt{q-p}.}{q^q\sqrt{2\pi}\;p^p\sqrt{p}\,.(q-p)^{q-p}.\;\sqrt{q-p}.q\sqrt{q}}\sum_{0 \text{ bis } z} e^{-z^2}dz$$

$$= \frac{2\sqrt{2}\,.\,(q+1)}{\sqrt{2\pi}\,.\,q}.\sum_{0 \text{ bis } z} e^{-z^2}dz;$$ $\frac{(q+1)}{q}$ hebt sich, wenn q sehr gross ist;

$$23)\quad M_2 = \frac{2}{\sqrt{\pi}}.\sum_{0 \text{ bis } z} e^{-z^2}dz.$$

Die Summe (das Integral) in 23 ist von besonderer Wichtigkeit**) für die Wahrscheinlichkeitsrechnung und deshalb in

---

*) S. den Anhang.

**) Es ist die bekannte Fehlerfunction (d. h. die Wahrscheinlichkeit, einen Fehler von $-\frac{z}{h}$ bis $+\frac{z}{h}$ zu begehen (wo h das Maass der Präcision darstellt), durch deren Aufstellung Gauss (Theor. mot. corp. coelest. 1809) sich die Wissenschaft zu so grossem Danke verpflichtet hat.

besonderen Tafeln die zusammengehörigen Werthe von z und dieser Summe berechnet worden *).

Setzt man $M_2 = 0{,}9953$, d. h. will man sich mit der der Sicherheit (= 1) sehr nahe kommenden Wahrscheinlichkeit $\frac{9953}{10000} = \frac{212}{213}$ begnügen, dass $\frac{p}{q}$, die beobachtete Wahrscheinlichkeit von A, um eine gewisse kleine Grösse v von der wahren Wahrscheinlichkeit w des Ereignisses A nach der positiven oder nach der negativen Seite hin abweichen kann, so hat man aus den Tafeln, für $M_2 = 0{,}9953$, $z = \tau = 2{,}0$; folglich,

$$\text{da } \sigma = v = \tau \sqrt{\frac{2p(q-p)}{q^3}},$$

$$v = 2\sqrt{\frac{2p(q-p)}{q^3}},$$

$$\text{II} \quad v = \sqrt{\frac{8p(q-p)}{q^3}}.$$

Der mögliche Fehler v des statistischen Beobachtungsresultates $\frac{p}{q}$ ist $= \sqrt{\frac{8p(q-p)}{q^3}}$; was zu beweisen war.

Die Gleichung II, welche in dieser Form zuerst von Poisson aufgestellt und für die Statistik verwerthet worden

*) Vergl. Ligowski, Taschenbuch der Mathematik. II. Auflage. Berlin 1873. p. 29.

z	$\frac{2}{\sqrt{\pi}} \sum_{0 \text{ bis } z} e^{-z^2} dz$
0,0	0,000
0,5	0,520
1,0	0,843
1,5	0,966
2,0	0,995.

ist, ergiebt die möglichen Fehler statistischer Verhältnisszahlen und ist somit von fundamentaler Bedeutung für die Statistik *).

Die Gleichung II ist nur eine Näherungsformel und nicht mehr richtig, wenn q etwa < 100. Aber mit weniger als 100 Fällen Statistik machen zu wollen, ist ganz vergeblich.

Die einzelnen Beobachtungsreihen, ja die Einzelfälle (Casuistik) haben in der Medizin gewiss auch ihren Werth, namentlich auf Gebieten, die noch weniger durchforscht sind; niemals wird man aber daraus allgemein gültige Schlüsse abstrahiren können. In therapeutischer Hinsicht lehren kleine Beobachtungsreihen, was man vernünftiger Weise in einem analogen Fall thun kann; aus den grossen Beobachtungsreihen folgt, was man zweckmässiger Weise in der Majorität der Fälle thun muss. Wie weit bei kleinen Beobachtungsreihen die beobachtete Chance des Ereignisses A von ihrem wahren Werth w abweichen kann, ist am Schluss des vorigen Kapitels illustrirt worden.

Unsere Formel $v = \sqrt{\frac{8p(q-p)}{q^3}}$ ist beschränkt auf die Fälle wo $q > 100$. Man sieht sofort, dass v, der mögliche Fehler des Beobachtungsresultates $\frac{p}{q}$, rapide abnimmt, wenn q wächst. Je grösser die Beobachtungsreihe, desto geringer ist der mögliche Fehler des Beobachtungsresultates. (Siehe das vorige Kapitel).

*) Der mögliche Fehler ist mit der Wahrscheinlichkeit $M_2 = 0{,}995$ mindestens gleich v zu setzen. Er wird noch grösser sein, wenn diagnostische Irrthümer mit untergelaufen sind; doch gehört dies nicht in den Rahmen unserer Betrachtung.

Sei $\frac{p}{q} = \frac{2}{10}$ gefunden

einmal in einer Reihe von 300 Fällen,
sodann „ „ „ „ 600 „ ,
endlich „ „ „ „ 900 „ ;

so ergiebt die erste Reihe die Wahrscheinlichkeit von A

$$W_1 = \frac{2}{10} \pm \sqrt{\frac{8 \, . \, 60 \, . \, 240}{300^3}},$$

$$= 0{,}2 - 0{,}0653 \text{ bis } 0{,}2 + 0{,}0653$$

$$= 0{,}1347 \text{ bis } 0{,}2653;$$

die zweite Reihe aber ergiebt

$$W_2 = \frac{2}{20} \pm \sqrt{\frac{8 \, . \, 120 \, . \, 480}{600^3}}$$

$$= 0{,}2 - 0{,}0462 \text{ bis } 0{,}2 + 0{,}0462$$

$$= 0{,}01538 \text{ bis } 0{,}2462;$$

die dritte Reihe endlich liefert

$$W_3 = \frac{2}{10} \pm \sqrt{\frac{8 \, . \, 180 \, . \, 720}{900^3}}$$

$$= 0{,}2 - 0{,}0377 \text{ bis } 0{,}2377$$

$$= 0{,}1623 \text{ bis } 0{,}2 + 0{,}0377.$$

Man sieht, der absolute Werth des möglichen Fehlers nimmt für dasselbe $\frac{p}{q}$ mit wachsendem q mehr und mehr ab. (Vgl. unten die Tabelle.)

Aus den Gl. 15) $w = \frac{p}{q} + v$

$$\text{II} \quad v = \pm \sqrt{\frac{8 p (q - p)}{q^3}} \text{ folgt}$$

$$\text{III } \frac{p}{q} = w \pm \sqrt{\frac{8p(q-p)}{q^3}}; \text{ oder}$$

$$w = \frac{p}{q} \mp \sqrt{\frac{8p(q-p)}{q^3}}$$

Wir wollen die Strecke in der Zahlenreihe von der unteren Grenze $\frac{p}{q} - \sqrt{\frac{8p(q-p)}{q^3}}$, bis zur oberen Grenze $\frac{p}{q} + \sqrt{\frac{8p(q-p)}{q^3}}$ als das Territorium der Chance w bezeichnen.

Das Beobachtungsresultat, die statistisch ermittelte Verhältnisszahl $\frac{p}{q}$ für das Ereigniss A, ist nicht identisch mit dem wahren Werth der Wahrscheinlichkeit für A, sondern kann um $+v$ oder $-v$ sich von jenem unterscheiden*).

Des mathematischen Gewandes entkleidet, besagt die Formel III, dass das statistische Beobachtungsresultat nur eine Annäherung an den wahren Werth der Wahrscheinlichkeit des untersuchten Ereignisses A darstellt. Wird von demselben oder einem andern Beobachter für dasselbe Ereigniss A eine neue Beobachtungsreihe q_1 untersucht und $\frac{p_1}{q_1}$ als Häufigkeitszahl gefunden, so wird im Allgemeinen $\frac{p_1}{p_1}$ nicht mit $\frac{p}{q}$ identisch sein; es sind (innerhalb der Grenzen $\pm v$) kleine Schwankungen möglich, auch wenn während beider Beobachtungsreihen der wahre Werth w der Wahrscheinlichkeit von A, mithin die Gesammtheit der wirksamen Ursachen, identisch war. Auf kleine

*) Die Verhältnisszahlen $\frac{p}{q}$ der medizinischen Statistik sind, weil die Berücksichtigung aller Fälle nicht möglich, immer mit einem Fehler behaftet, während man in der Statistik κατ ἐξοχήν (Demologie) wenigstens für ein bestimmtes Land und eine bestimmte Zeit die Zählung vollkommen durchzuführen im Stande ist.

Schwankungen der statistischen Verhältnisszahlen ist kein Gewicht zu legen. Wie gross aber, bei demselben w, (z. B. bei demselben Charakter und derselben Verlaufsweise einer Krankheit) die Schwankungen der Verhältnisszahl (z. B. der Mortalität) sein dürfen, lehrt nicht die blosse Logik, nicht der gesunde Menschenverstand, sondern lediglich die Wahrscheinlichkeitsrechnung.

Wenn man in einer Reihe von 300 Fällen einer Krankheit, z. B. des Ileotyphus, eine Mortalität von 22 %, in einer zweiten Reihe von 300 Fällen des Ileotyphus eine Mortalität von 16 % gefunden, so kann der wahre Werth der Mortalität in beiden Reihen derselbe sein, ja es ist dies in hohem Grade wahrscheinlich. Man wird zugestehen müssen, dass in der Pathologie und Therapie diese Anschauungsweise sich noch nicht eingebürgert hat, dass z. B. wenn man bei der zweiten Beobachtungsreihe von 300 Fällen ein besonderes Heilverfahren angewendet hatte, man nur allzu geneigt war, die Herabminderung der Mortalität um 6 % lediglich der Therapie zuzuschreiben.

Es wäre nicht schwer, dies durch zahlreiche Beispiele zu belegen; zwei, eines aus alter, eines aus neuester Zeit mögen hinreichen.

Louis (Recherches sur les effets de la saignée p. 75) meint, dass, wenn man bei einer Epidemie in einer Reihe von 500 Fällen eine Medication A, in einer anderen Reihe von 500 Fällen eine Medication B angewendet hat, unbedenklich die Medication schlechter ist, bei der die grössere Mortalität beobachtet wurde. Setzen wir aber, dass in der ersten Reihe eine Mortalität von 20 % stattfand, so darf man 212 gegen 1 wetten, dass die wirkliche Mortalität unter diesen Verhältnissen zwischen 15 und 25 % schwanken kann. Hat man in der zweiten Reihe eine Mortalität von 24 %, so ist noch gar nicht bewiesen, dass die Aenderung der Medication von Einfluss auf die Mortalität gewesen.

Auf dem letzten Congress der deutschen Chirurgen zu Berlin (a. 1874) machte Reyher zur Empfehlung der Lister'schen Methode geltend, dass Syme bei 120 Amputationen eine Mortalität von 23,3 %; Lister (in demselben Hospital) nach Einführung seiner Methode bei 123 Amputationen eine Mortalität von 17 % beobachtete. Bei einer Reihe von 120 Fällen und einer Mortalität von 23% ist der mögliche Fehler mit einer Wahrscheinlichkeit von 0,995 gleich 10%, und mit einer Wahrscheinlichkeit von 0,916 gleich circa 6 %. Die beobachtete Schwankung ist nicht grösser als der wahrscheinliche Fehler, kann also auch von der neuen Methode unabhängig sein; somit ist die Statistik Reyher's noch nicht beweiskräftig, obwohl die Vorzüglichkeit von Lister's Methode keineswegs bestritten werden soll.

Dass der mögliche Fehler v des Beobachtungsresultates $\frac{p}{q}$ nicht blos einen rein theoretischen Werth hat, sondern factisch vorkommt; dafür liefert die ja so exact herzustellende Staaroperationsstatistik den klarsten Beweis.

Mooren, ein ebenso erfahrener Operateur wie aufrichtiger Statistiker, hatte (Ophth. Beob. 1867) bei 102 Extractionen nach der Graefe'schen Methode drei Verluste, also 3 % Misserfolge, während er bei 229 Lappenextractionen mit voraufgeschickter Iridectomie 14 Verluste, also 6 % Misserfolge und bei 187 einfachen Lappenextractionen 17 Verluste, also 9 % Misserfolge beobachtet hatte: und schloss daraus, dass die drei genannten Methoden hinsichtlich ihrer Erfolge sich verhalten wie 3:2:1.

102 Operationen nach derselben Methode bilden nach medizinischen Begriffen schon eine ziemlich grosse Beobachtungsreihe; trotzdem involvirt das Beobachtungsresultat $\frac{p}{q}$, die Verhältnisszahl der Misserfolge, die Mooren bei der Graefe'schen Methode erlebte, mit der Wahrscheinlichkeit 0,9953 den mög-

lichen Fehler 0,04, so dass der wahre Werth der Verlustzahl auch 7 % betragen könnte; und mit der Wahrscheinlichkeit 0,916 den möglichen Fehler 0,03, so dass der wahre Werth der Verlustziffer bis auf 6 % ansteigen könnte.

Und in der neuesten Publikation desselben Autors (Ophth. Mittheilungen aus dem Jahre 1873. Berlin 1874. p. 72.) lesen wir: „Beinahe 1½ Tausend Staaroperationen, welche ich in der v. Graefe'schen Manier vollführte, setzen mich in den Stand, das durchschnittliche Verlustquantum als zwischen 6—6½ % schwankend anzugeben. — — Bei Zugrundelegung einer halbjährlichen Periode hatte ich einmal 3 %, das andere Mal über 7½ %. Diese Thatsachen beweisen, dass nur ganz kolossale Ziffern im Stande sind, uns zu dauernd gültigen Schlüssen über den Erfolg oder Nichterfolg einer Methode zu berechtigen."

Ich sollte meinen, dass dies eine erfahrungsmässige Probe meines Rechenexempels darstellt und den Werth wie die Nothwendigkeit des Calcüls ausser Zweifel setzt. Die letztere Statistik ist nun gross genug ($q = 1500$, $\frac{p}{q} = 0{,}06$), um nur einen sehr kleinen Fehler zuzulassen; derselbe beträgt mit der Wahrscheinlichkeit 0,916 nur $\pm$ 1 %!

Sehr übersichtlich und zeitersparend ist die Tabelle von Gavarret über die verschiedenen Werthe, die der mögliche Fehler v annimmt, während einerseits q von 300 bis 1000 ansteigt, andererseits $\frac{p}{q}$ alle Werthe von 0,1 bis 0,5 annimmt. Mit Rücksicht auf die Staaroperationsstatistik habe ich die Tabelle um die obersten Horizontallinien $\left(\frac{p}{q} = 0{,}025 \text{ u. } \frac{p}{q} = 0{,}05\right)$ erweitert.

Tabelle
der möglichen Fehler (v) statistischer Verhältnisszahlen $\left(\frac{p}{q}\right)$.

$$v = \pm \sqrt{\frac{8p(q-p)}{q^3}} \text{ für } W = 0{,}9953.$$

	$q = 300$	$q = 400$	$q = 500$	$q = 600$	$q = 700$	$q = 800$	$q = 900$	$q = 1000$
$\frac{p}{q}$ = 0,025	0,025	0,0211	0,0197	0,0180	0,0167	0,0156	0,0147	0,0139
= 0,05	0,0356	0,0308	0,0276	0,0252	0,0233	0,0217	0,0205	0,0194
= 0,10	0,0490	0,0424	0,0379	0,0346	0,0321	0,0300	0,0283	0,0270
= 0,15	0,0583	0,0505	0,0452	0,0412	0,0382	0,0357	0,0337	0,0319
= 0,20	0,0653	0,0566	0,0506	0,0462	0,0428	0,0400	0,0377	0,0358
= 0,25	0,0707	0,0612	0,0548	0,0506	0,0463	0,0433	0,0408	0,0408
= 0,30	0,0748	0,0648	0,0580	0,0529	0,0490	0,0458	0,0432	0,0410
= 0,35	0,0779	0,0674	0,0603	0,0551	0,0510	0,0477	0,0450	0,0427
= 0,40	0,0800	0,0693	0,0620	0,0566	0,0524	0,0490	0,0462	0,0438
= 0,45	0,0813	0,0703	0,0629	0,0575	0,0532	0,0498	0,0469	0,0475
= 0,50.	0,0817	0,0707	0,0632	0,0578	0,0535	0,0500	0,0471	0,0447

Der Gebrauch der Tabelle ist selbstverständlich. Die Verhältnisszahl $\frac{p}{q}$ ist der Uebersicht halber als Dezimalbruch ausgedrückt, was mit den in der medizinischen Statistik üblichen Procentangaben übereinstimmt.

Sei unter 400 Fällen A 40 Mal vorgekommen

$$\left(q = 400, \frac{p}{q} = \frac{40}{400} = 0{,}10 = 10\,\%\right).$$

Man sucht diejenige Horizontalreihe der Tabelle, vor welcher $\frac{p}{q} = 0{,}10$ verzeichnet steht, und nimmt aus dieser Horizontalreihe denjenigen Werth, welcher gleichzeitig in der mit $q = 400$ überschriebenen Verticalreihe enthalten ist. Es ist 0,0424. Es besteht also die Wahrscheinlichkeit 0,995, d. h. man kann 212 gegen 1 wetten, dass wenn $\frac{p}{q} = \frac{40}{400}$, der wahre Werth der Wahrscheinlichkeit von A

$$\begin{array}{llll} \text{zwischen} & 0{,}10 + 0{,}0424 & \text{oder} & 0{,}1424 \text{ und} \\ \quad " & 0{,}10 - 0{,}0424 & \quad " & 0{,}0576 \end{array}$$

enthalten ist; mit andern Worten, das Ereigniss A, z. B. der tödtliche Ausgang bei einer Krankheit, kann ebenso gut in 6 %, wie in 14 % aller Fälle einer solchen Reihe von 400 Beobachtungen vorkommen, ohne dass sich die wahre Wahrscheinlichkeit von A zu ändern braucht.

Die Tabelle reicht nur bis $\frac{p}{q} = 0{,}50$; man kann aber aus ihr das einem $\frac{p}{q} > 0{,}50$ entsprechende v leicht finden. Man habe das Ereigniss A (z. B. Tod bei einer Krankheit) in 60 % der 400 Fälle beobachtet, so betrachte man $\frac{p}{q}$ als Verhältnisszahl des dem Ereigniss A entgegengesetzten Ereignisses B (hier der Genesung) und findet sofort (für $q = 400$, $\frac{p}{q} = 0{,}40$)

$$v = 0{,}0693;\ w = \begin{cases} 0{,}4693 \\ 0{,}3307 \end{cases}.$$

Wenn der glückliche Ausgang B auf Grund der Beobachtungsresultate und des möglichen Fehlers derselben zwischen 33 % und 47 % schwankt, so hat man für die Lethalität derselben Krankheit den Bereich von (100—47) % bis (100—33) %, d. h. von 53 bis 67 %.

Die Tabelle giebt auch Näherungswerthe von v für diejenigen Fälle, wo weder das beobachtete q noch das gefundene $\frac{p}{q}$ genau in den Köpfen der Tabellenreihen vorkommt.

Man habe in 450 Fällen A 101 Mal beobachtet

$$(q = 450, \frac{p}{q} = 0{,}225):$$

1) Für $\frac{p}{q} = 0{,}20$ u. $q = 400$ ist $v = 0{,}0566$
„ $\frac{p}{q} = 0{,}20$ u. $q = 500$ ist $v = 0{,}0506$
} halbe Differenz 0,003; für $\frac{p}{q} = 0{,}2$ u. $q = 450$ ist $v_1 = 0{,}0536$.

2) Für $\frac{p}{q} = 0{,}25$ u. $q = 400$ ist $v = 0{,}0612$
„ $\frac{p}{q} = 0{,}25$ u. $q = 500$ ist $v = 0{,}0548$
} halbe Differ. = 0,0032; für $\frac{p}{q} = 0{,}25$ und $q = 450$ ist $v_2 = 0{,}0580$

Halbe Differenz zwischen v_1 und v_2 = 0,0022.

Für $\frac{p}{q} = 0{,}225$ und $q = 450$ ist $v = 0{,}0558$.

Controll-Rechnung. $v = \sqrt{\frac{8 . 101 . 349}{450^3}}$.

$$\begin{aligned}
\log.\ 8 &= 0{,}9031\\
\log.\ 101 &= 2{,}0043\\
\log.\ 349 &= 2{,}5428;\ \text{addendo}
\end{aligned}$$

$$\log.\ 8.\ 101.\ 453 = 5{,}4502 = 9{,}4502 - 4$$

$$\log.\ 450^3 = 3\log.\ 450 = 3 \times 2{,}6532 = 7{,}9596; \quad \text{subtrahendo}$$

$$\begin{aligned}
\log.\ v^2 &= 1{,}4906 - 4\\
\log.\ v = \tfrac{1}{2}\log.\ v^2 &= 0{,}7453 - 2\\
v &= 0{,}0556.
\end{aligned}$$

Durch solche Interpolation erhält man also ein Resultat, das in der dritten Dezimale noch mit dem mit Hilfe der Log.-Tafeln berechneten übereinstimmt; wer sich mit der Richtigkeit der zweiten Dezimale (der ganzen Procente der Verhältnissziffer) begnügen will, sieht mit einem Blick auf die vier in Betracht kommenden Zahlen der Tabelle

0,0566	0,0506
0,0612	0,0548

dass für $q = 450$, $\frac{p}{q} = 0{,}225$, v etwa $= 0{,}05 = 5\%$ sein wird.

Gavarret (und nach ihm Fick) fügt zu seiner Tabelle noch zwei Bemerkungen:

1) Ein Blick auf irgend eine Horizontalreihe lehrt, dass für dasselbe $\frac{p}{q}$ (dasselbe Mortalitätsprocent) bei wachsendem q (bei wachsender Zahl der beobachteten Fälle) der mögliche Fehler geringer wird.

2) Durchlaufen wir irgend eine der Verticalreihen, so sehen wir, dass für dasselbe q (dieselbe Zahl der Beobachtungen) mit wachsendem $\frac{p}{q}$ der mögliche Fehler zunimmt und für $\frac{p}{q} = 0{,}5$

sein Maximum erreicht; gerade wie die Bewegungen einer Wage sehr unzweideutig sind, wenn die Differenz zwischen den beiden Gewichten sehr gross ist, während bei einer ausserordentlich kleinen Differenz die Beurtheilung schwierig wird.

Dem zweiten Punkt kann ich nicht beipflichten.

Allerdings nimmt der absolute Werth von v in jeder einzelnen Verticalreihe von oben nach unten zu. Für $q = 400$ schwankt, wenn $\frac{p}{q} = 0,10$, w zwischen 0,0576 und 0,1424 oder zwischen 6 und 14%; wenn aber $\frac{p}{q} = 0,40$, zwischen 0,3307 und 0,4693 oder zwischen 33 und 46%. Die Breite der Schwankung ist im ersten Fall 8%, im zweiten 13%. Aber die relativen Werthé von v im Verhältniss zu $\frac{p}{q}$ nehmen von oben nach unten in jeder Verticalreihe ab; und darauf gerade kommt es doch an, in welchem Verhältniss der mögliche Fehler v zu der beobachteten Grösse $\frac{q}{p}$ steht.

Ist $q = 400$, $\frac{p}{q} = 0,025$, so wird $v = 0,0211$; der mögliche Fehler ist nahezu so gross, als das Beobachtungsresultat. Ist $q = 400$, aber $\frac{p}{q} = 0,50$, so wird $v = 0,07$; der mögliche Fehler ist circa $\frac{1}{7}$ der beobachteten Grösse.

Gerade umgekehrt, je kleiner $\frac{p}{q}$, um so grösser muss q sein, damit das Resultat verlässlich werde.

Nun könnte man einwenden, dass die Forderung einer Wahrscheinlichkeit von 0,9953 rigorös und pedantisch sei, den factischen Verhältnissen in der Heilkunde nicht entspreche, und deshalb die möglichen Fehler zu gross erscheinen lasse.

Man kann die Forderung aufstellen, dass eine Wahrscheinlichkeit von circa $\frac{9}{10} = 0{,}9$ schon genüge, um z. B. die Superiorität eines Heilverfahrens über ein anderes plausibel zu machen, weil einerseits, wenn man eine zu hohe Wahrscheinlichkeit fordert, die Verbesserungen in der Therapie erschwert, ja fast unmöglich gemacht werden, weil andererseits ein zu niedriger Grad von Wahrscheinlichkeit nicht zur Basis unserer Entschliessungen dienen kann.

In der Tabelle von Ligowski*) findet man für $M' = 0{,}91$
$\tau' = 1{,}2$

Es wird also $\sigma' = v' = 1{,}2\sqrt{\frac{2p(q-p)}{q^3}} = \sqrt{\frac{2{,}88p(q-p)}{q^3}}$;

für eine etwas grössere Wahrscheinlichkeit $M = 0{,}916$ wird

ziemlich genau $v' = \sqrt{\frac{3p(q-p)}{q^3}}$.

Begnügt man sich mit diesem Sicherheitsgrad, so werden die möglichen Fehler bedeutend geringer.

$$v : v' = \sqrt{\frac{8p(q-p)}{q^3}} : \sqrt{\frac{3p(q-p)}{q^3}} = \sqrt{8} : \sqrt{3} = 2{,}83 : 1{,}73$$

$$v^1 = \frac{1{,}7}{2{,}8}\, v = 0{,}61\, v.$$

Auf dieser Basis habe ich die folgende Tabelle berechnet.

---

*) S. oben p. 61.

Tabelle
der möglichen Fehler (v') statistischer Verhältniszahlen $\frac{p}{q}$.

$$v' = \pm \sqrt{\frac{3p(q-p)}{q^3}} \quad \text{für } W = 0{,}916.$$

	$q = 300$	$q = 400$	$q = 500$	$q = 600$	$q = 700$	$q = 800$	$q = 900$	$q = 1000$
$\frac{p}{q}$ = 0,025	0,0152	0,0129	0,0120	0,0110	0,0102	0,0095	0,0090	0,0085
= 0,05	0,0217	0,0188	0,0168	0,0154	0,0142	0,0132	0,0125	0,0118
= 0,10	0,0299	0,0259	0,0231	0,0213	0,0196	0,0183	0,0173	0,0165
= 0,15	0,0356	0,0308	0,0276	0,0251	0,0233	0,0217	0,0205	0,0194
= 0,20	0,0398	0,0345	0,0309	0,0271	0,0261	0,0244	0,0230	0,0218
= 0,25	0,0431	0,0373	0,0334	0,0308	0,0282	0,0264	0,0249	0,0248
= 0,30	0,0456	0,0345	0,0353	0,0323	0,0299	0,0279	0,0263	0,0250
= 0,35	0,0465	0,0413	0,0368	0,0336	0,0311	0,0291	0,0274	0,0260
= 0,40	0,0488	0,0423	0,0378	0,0345	0,0319	0,0299	0,0282	0,0267
= 0,45	0,0496	0,0429	0,0384	0,0350	0,0324	0,0304	0,0281	0,0271
= 0,50	0,0498	0,0431	0,0385	0,0352	0,0326	0,0305	0,0287	0,0273

Wiederholen wir hiernach unser ursprüngliches Beispiel

$\frac{p}{q} = 0{,}20$ a) in 300 Fällen,
b) „ 600 „ ,
c) „ 900 „ ; so folgt

a) $w_{,} = 0{,}2 \pm 0{,}0398$, also zwischen $\begin{cases} 0{,}2398 \\ 0{,}1602 \end{cases}$;

nach Tab. I zwischen $\begin{cases} 0{,}2653 \\ 0{,}1347 \end{cases}$.

b) $w_{,} = 0{,}2 \pm 0{,}0271$; also zwischen $\begin{cases} 0{,}2271 \\ 0{,}1729 \end{cases}$;

nach Tab. I zwischen $\begin{cases} 0{,}2462 \\ 0{,}1538 \end{cases}$.

c) $w_{,} = 0{,}2 \pm 0{,}0230$; also zwischen $\begin{cases} 0{,}2230 \\ 0{,}1770 \end{cases}$;

nach Tab. I zwischen $\begin{cases} 0{,}2377 \\ 0{,}1623 \end{cases}$.

Mit der Wahrscheinlichkeit 0,995 bekommt man bei 900 Fällen dieselben Grenzen wie mit der Wahrscheinlichkeit 0,916 bei 300 Fällen. Mit der letzten Wahrscheinlichkeit erhält man für 300, 600, 900 Fälle die Grenzen der Hundertstel, d. h. der ganzen Procente nahezu gleich (16—23%, respective 17—22%).

Hätte man aber $\frac{p}{q} = 0{,}2$ gefunden in einer Reihe von 10,000 Fällen, so wäre $w_{,} = 0{,}2 \pm 0{,}0025$ nach Tab. II,

also $w_{,}$ zwischen $\begin{cases} 0{,}2025 \\ 0{,}1975 \end{cases} \begin{matrix} 20\frac{1}{4}\,\% \\ 19\frac{3}{4}\,\% \end{matrix}$,

d. h. der mögliche Fehler würde noch lange nicht 1% betragen; das Beobachtungsresultat

$$\frac{p}{q} = 0{,}20 = 20\%$$

könnte direct ohne Berücksichtigung des möglichen Fehlers als allgemein gültig verwerthet werden.

Dies ist der grosse Unterschied, ob man aus 100 oder aus 10,000 Fällen eine Verhältnisszahl abstrahirt; ein Unterschied, der in der medizinischen Statistik bis jetzt noch nicht zu der verdienten Anerkennung gelangt ist.

Drittes Kapitel.

Ueber den Vergleich von zwei Statistiken desselben Ereignisses und besonders über therapeutische Statistik.

Die wichtigste Anwendung der Wahrscheinlichkeitsrechnung auf Medizin besteht in der Klarlegung der Schlüsse, die aus dem Vergleich von zwei Statistiken desselben Ereignisses, mögen sie nach einander von demselben Beobachter oder neben einander von verschiedenen Beobachtern gesammelt sein, sich abstrahiren lassen. Gerade mit Hilfe der Wahrscheinlichkeitsrechnung kann die Therapie mancher Krankheit viel sicherer begründet werden, als dies bisher geschehen ist.

Ich weiss sehr wohl, dass man mit mathematischen Formeln keinen Schnupfen kuriren kann, und bin nicht so enthusiastisch, von den medizinischen Statistikern eine Reform der Heilwissenschaft zu erwarten; es wäre aber ein grosser Vortheil für diese Disciplin, wenn die wirklich guten Beobachter, denen gleichzeitig ein grosses Material zur Disposition steht und die ja allein berufen sind, der medizinischen Statistik das Material zu liefern, etwas mehr als bisher für medizinische Statistik sich interessirten und aufhören möchten, gewissermaassen mitleidig auf diese herabzuschauen.

Ein Heilmittel verdient gegen eine Krankheit angewendet zu werden, wenn die Erfahrung gelehrt hat, dass es in einer grossen Reihe von Fällen derselben Krankheit entweder meistens oder doch häufig geholfen hat. Natürlich gehört die Exspectative mit zu den Heilmethoden. Ferner ist das „Individualisiren" nicht ausgeschlossen, da im Gegensatz zu den Specifikern und Empirikern alten wie neuen Datums die physiologische Schule*) nicht für eine bestimmte Krankheit immer

*) Vgl. Traube, Verhandlungen der Berliner medizinischen Gesellschaft. IV. 2, 35.

ein bestimmtes Mittel anzuwenden geneigt ist; es ist nicht ausgeschlossen, sondern gewiss wünschenswerth, die Schul-Kategorien zu therapeutischen Studien in kleinere Unterabtheilungen zu zerlegen.

Unzweifelhaft giebt es aber doch nicht nur Mittel gegen Symptome, sondern auch gegen Krankheiten und zwar sehr sichere, wie Chinin gegen Wechselfieber, Mercur gegen Syphilis, die Linsenextraction gegen den gemeinen grauen Staar. Ausserordentlich schwierig ist es, die Wirksamkeit eines Heilmittels nachzuweisen in Krankheiten, wo auch eine spontane Heilung möglich oder häufig ist.

Die sicherste Methode liefert uns die Wahrscheinlichkeitsrechnung. Hat man in einer grossen Reihe von q Fällen einer Art (z. B. der croupösen Pneumonie, und vielleicht nur aus einem bestimmten Lebensalter), bei exspectativer Behandlung p mal das Ereigniss A, den tödtlichen Ausgang, beobachtet; so hat, nach dem vorigen Kapitel, die wahre Chance w des Ereignisses A den Geltungsbereich oder das Territorium $\frac{p}{q} - v$ bis $\frac{p}{q} + v$. Hat man in einer anderen grossen Reihe von q_1 Fällen derselben Art bei Anwendung eines bestimmten Heilverfahrens p_1 mal den tödtlichen Ausgang erlebt; so reicht das Territorium für w_1 von $\frac{p_1}{q_1} - v_1$ bis $\frac{p_1}{p_2} + v_1$.

Um gleich ein bestimmtes Zahlenbeispiel zu wählen, sei (nach Tab. I)

$$\frac{p}{q} = 0{,}10; \; v = 0{,}02$$

$$\frac{p_1}{q_1} = 0{,}05; \; v_1 = 0{,}01;$$

das Territorium w erstreckt sich von 8—12%; w_1 von 4—6%.

Beide Territorien sind gänzlich von einander getrennt, die

obere Grenze des zweiten fällt unterhalb der unteren Grenze des ersteren. Man kann mit einer Wahrscheinlichkeit, die noch grösser ist als 0,995, d. h. mit Sicherheit schliessen, dass der eingeführte neue Umstand, das angewendete Heilverfahren von Wirksamkeit und zwar von günstiger Wirkung war.

Wäre in der ersten Reihe irgend ein Heilverfahren angewendet, in der zweiten die Exspectative, so würde man mit Sicherheit schliessen, dass das Heilverfahren schlechter sei als die Exspectative.

Dieselben Schlussfolgerungen haben Gültigkeit, wenn in der ersten Reihe ein Heilverfahren H, in der zweiten ein anderes H_1 angewendet wurde.

Aber in vielen Krankheiten sind unsere Mittel nicht von so grossem Einfluss, um die Chance des tödtlichen Ausganges so bedeutend zu modificiren, dass die Territorien w und w_1 ganz auseinanderfallen.

Weit häufiger erleben wir es, dass die beiden Territorien interferiren, d. h. die untere Grenze des einen unterhalb der oberen Grenze des anderen fällt.

Auch dann lässt uns die Wahrscheinlichkeitsrechnung noch nicht in Stich; sie zeigt uns, wie gross in maximo die Differenz der beiden Beobachtungsresultate

$$\pm \left(\frac{p}{q} - \frac{p_1}{q_1}\right)$$

sein darf, damit wir noch mit einer hohen, der Sicherheit angenäherten Wahrscheinlichkeit schliessen dürfen, dass die abstracte Wahrscheinlichkeit (die Chance) des Ereignisses A in beiden Beobachtungsreihen dieselbe war, also der Complex der Ursachen von A in beiden Reihen constant blieb.

Lehrsatz: Hat man — entweder gleichzeitig oder nach einander — zwei grosse Statistiken über dasselbe Ereigniss (z. B. den tödtlichen Ausgang bei einer bestimmten Krankheit) erhoben; so kann, wenn die wirkliche Chance des Ereignisses in beiden Reihen dieselbe war, d. h. die Summe der wirkenden Ursachen constant blieb, die Differenz zwischen den beiden beobachteten Frequenzzahlen eine bestimmte Grenze nicht überschreiten, die man mittelst der in den beiden Statistiken enthaltenen Zahlen berechnen kann.

Hat man in einer grossen Reihe von q Beobachtungen das Ereigniss A p mal gefunden; in einer zweiten grossen Reihe von q_1 Beobachtungen (wo $q_1 = nq$) A p_1 mal gefunden; so ist, wenn in beiden Reihen der wahre Werth der Wahrscheinlichkeit von A, nämlich w*), derselbe war, d. h. die Summe der wirkenden Ursachen constant blieb, mit einer Wahrscheinlichkeit von 0,9953 der Grenzwerth der Differenz der beiden beobachteten Verhältnisszahlen

$$\pm\left(\frac{p}{q}-\frac{p_1}{q}\right) = \pm\sqrt{\frac{8p(q-p)}{q^3}+\frac{8p_1(q_1-p)}{q_1^3}}$$

und mit einer Wahrscheinlichkeit von 0,916 der Grenzwerth der Differenz

$$\pm\left(\frac{p}{q}-\frac{p_1}{q_1}\right) = \pm\sqrt{\frac{3p(q-p)}{q^3}+\frac{3p_1-(q_1p_1)}{q_1^3}};$$

überhaupt ist mit einer der Sicherheit sehr nahe kommenden Wahrscheinlichkeit der Grenzwerth der Differenz

$$\pm\left(\frac{p}{q}-\frac{p_1}{q_1}\right) = \pm u\sqrt{\frac{2p(q-p}{q^3}+\frac{2p_1(q_1-p_1)}{q_1^3}},$$

wo u zwischen 1,2 und 2,0 liegt.

Beweis. Zunächst wollen wir fragen: Wenn in q Beobachtungen A p mal vorkam, wie gross ist die Wahrscheinlichkeit in q_1 Beobachtungen A p_1 mal zu treffen?

---

*) Für Ereignisse von variabler Chance bedeutet w wieder die mittlere Chance.

Ist w der wahre Werth der Wahrscheinlichkeit von A, so ist nach dem vorigen Kapitel Gl. 4 die Wahrscheinlichkeit C_1, dass w die Ursache des Beobachtungsresultates $\frac{p}{q}$ darstellt

$$1)\ C_1 = \frac{w^p (1-w)^{q-p}}{\sum\limits_{0 \text{ bis } 1} w^p (1-w)^{q-p}}.$$

Es ist ferner, nach Kap. I dieses Abschn., die Wahrscheinlichkeit D, dass, wenn w als wahrer Werth der Chance für A existirt, in q_1 Versuchen gerade p_1 für A günstige gefunden werden,

$$2)\ D = q_{1\,p_1}\, w^{p_1} (1-w)^{q_1-p_1}.$$

Folglich ist die Wahrscheinlichkeit K_1, überhaupt unter q_1 Versuchen p_1 für A günstige zu treffen, welche Wahrscheinlichkeit die Coexistenz von C und D voraussetzt,

3) $K_1 = C.D$, falls nur ein Werth von w möglich. Da aber bei jedem beliebigen Werthe von w (sc. $w_1, w_2, w_3 \ldots w_n$) es möglich wäre, unter q_1 Versuchen p_1 für A günstige zu treffen, ist die gesuchte Wahrscheinlichkeit

$$4)\ K = \sum_{w \text{ von } 0 \text{ bis } 1} C.D = \frac{\sum\limits_{0 \text{ bis } 1} [w^p (1-w)^{q-p}]\,[q_{1\,p_1} . w^{p_1} (1-w)^{q_1-p_1}]\, dw}{\sum\limits_{0 \text{ bis } 1} w^p (1-w)^{q-p}\, dw}$$

wo Nenner und Zähler mit dw multiplicirt, und der jedem Glied der Summe $\Sigma C.D$ gemeinschaftliche Nenner, der seinerseits auch eine Σ darstellt, herausgestellt wird.

Vereinigt man im Zähler Z der Gl. 4 die Potenzen von gleicher Basis, so wird

$$5)\ K = \frac{\sum\limits_{0 \text{ bis } 1} q_{1\,p_1} . w^{p+p_1} (1-w)^{q+q_1-p-p_1}\, dw}{\sum\limits_{0 \text{ bis } 1} w^p (1-w)^{q-p}\, dw}.$$

Nach dem vorigen Kapitel Gl. I a ist der Nenner N der Gleichung 5 $N = \frac{1}{q_p (q+1)}$. Der Zähler Z ist von derselben

Form wie der Nenner — abgesehen davon, dass er noch mit dem aus constanten Werthen zusammengesetzten Factor q_{1p_1} multiplicirt ist, — und geht aus dem Nenner hervor, wenn man

statt p immer $p + p_1$,
" q " $q + q_1$ setzt.

Folglich ist $Z = q_{1p_1} \cdot \frac{1}{(q+q_1)_{p+p_1} (q + q_1 + 1)}$ und

$$6)\ K = \frac{Z}{N} = q_{1p_1} \cdot \frac{q_p (q + 1)}{(q + q_1)_{p+p_1} \cdot (q + q_1 + 1)}.$$

Es interessirt uns aber nicht die Wahrscheinlichkeit K, dass unter q_1 Beobachtungen A gerade p_1 mal vorkommt, sondern die Wahrscheinlichkeit M, dass die Zahl p_1, welche das Erscheinen von A unter q_1 Versuchen darstellt, innerhalb gewisser Grenzen enthalten sei; wir fixiren diese Grenzen so, dass wenn σ ein kleiner Bruch ist gegen $\frac{p}{q}$, dann $\frac{p_1}{q_1}$ innerhalb der Grenzen $\frac{p}{q} + \sigma$ und $\frac{p}{q} - \sigma$ liege; also

$$7)\begin{cases} \frac{p}{q} - \sigma < \frac{p_1}{q_1} < \frac{p}{q} + \sigma \text{ oder} \\ q_1 \left(\frac{p}{q} - \sigma\right) < p_1 < q_1 \left(\frac{p}{q} + \sigma\right). \end{cases}$$

Um diese Wahrscheinlichkeit M zu erhalten, müssen wir dem p_1 den Werth jeder ganzen Zahl geben, die zwischen $q_1\left(\frac{p}{q} + \sigma\right)$ und zwischen $q_1 \left(\frac{p}{q} - \sigma\right)$ liegt und in Gl. 9 einsetzen; es wird folglich

$$8)\ M = \Sigma (K) = \Sigma \frac{q_{1p_1} \cdot q_p (q + 1)}{(q + q_1)_{p+p_1} \cdot (q + q_1 + 1)}.$$

Um diese Summirung auszuführen, setzen wir

9) $q_1 = nq$, wo n eine beliebige Zahl, auch eine gebrochene bedeuten kann.

Wenn nun die Summe der möglichen Ursachen für A

während der beiden ganzen Beobachtungsreihen identisch bleibt, so ist nach dem vorigen Kapitel immer $\frac{p}{q}$ nahezu $= \frac{p_1}{q_1}$.

Da $q_1 = nq$, so muss sein

10) $p_1 = np + \alpha$, wo α eine kleine Zahl ist (positiv oder negativ).*) Wir sahen, dass

$$q_r = \frac{q^{q+\frac{1}{2}}}{\sqrt{2\pi} \,.\, p^{p+\frac{1}{2}} \,.\, (q-p)^{q-p+\frac{1}{2}}}.$$

Ebenso ist

$$q_{1\,p_1} = (nq)_{np+\alpha} = \frac{(nq)^{nq+\frac{1}{2}}}{\sqrt{2\pi} \,.\, (np+\alpha)^{np+\alpha+\frac{1}{2}} (nq-np-\alpha)^{nq-np-\alpha+\frac{1}{2}}}.$$

$$(q+q_1)_{p+p_1} = (q+nq)_{p+np+\alpha}$$

$$= \frac{(q+nq)^{q+nq+\frac{1}{2}}}{\sqrt{2\pi} \,.\, (p+np+\alpha)^{p+np+\alpha+\frac{1}{2}} (q+nq-p-np-\alpha)^{q+nq-p-np-\alpha+\frac{1}{2}}}.$$

$$11)\ K = \Sigma \frac{q+1}{[(1+n)\,q+1]} \,.$$

$$\frac{q^{q+\frac{1}{2}} \,.\, (nq)^{nq+\frac{1}{2}}}{\sqrt{2\pi} \,.\, p^{p+\frac{1}{2}} (q-p)^{q-p+\frac{1}{2}} \,.\, (np+\alpha)^{np+\alpha+\frac{1}{2}} (n[q-p]-\alpha)^{n(q-p)-\alpha+\frac{1}{2}}}$$

$$\times \frac{([1+n]\,p+\alpha)^{(1+n)p+\alpha+\frac{1}{2}} \,.\, ([1+n]\,[q-p]-\alpha)^{(1+n)(q-p)-\alpha+\frac{1}{2}}}{(q\,[1+n])^{q(1+n)+\frac{1}{2}}}.$$

Dieser Ausdruck kann leicht vereinfacht werden. Zunächst ist $\frac{q+1}{q\,(1+n)+1} = \frac{q}{q\,(1+n)}$, da 1 gegen das grosse q verschwindet; also $= \frac{1}{(n+1)}$.

---

*) Sei z. B. $\frac{p}{q} = \frac{40}{400}$; $\frac{p_1}{q_1} = \frac{85}{800}$, so ist (da $n = 2$) $p_1 = 2 \,.\, 40 + \alpha = 2 \,.\, 40 + 5$; $\alpha = 5$.

Ferner setze man aus den Producten in Zähler und Nenner den Factor q heraus, wobei die Exponenten der einzelnen Factoren mit der Basis q zu addiren und dabei die aus dem Nenner mit dem Minuszeichen zu versehen sind. Der Exponent von q wird somit gleich

$$q + \tfrac{1}{2} + nq + \tfrac{1}{2} - q(1 + n) - \tfrac{1}{2} = \tfrac{1}{2}:$$

es bleibt im Zähler stehen $q^{\frac{1}{2}}$. Verfahren wir ebenso mit dem Factor p, so ist dessen Exponent gleich

$$(1 + n)p + \alpha + \tfrac{1}{2} - p - \tfrac{1}{2} - np - \alpha - \tfrac{1}{2} = -\tfrac{1}{2}:$$

es bleibt im Nenner stehen $p^{\frac{1}{2}}$. Verfahren wir ebenso mit dem Factor $(q - p)$, so ist dessen Exponent gleich

$$(1 + n)q - p - \alpha + \tfrac{1}{2} - (q - p) - \tfrac{1}{2} - n(q - p) + \alpha - \tfrac{1}{2} = -\tfrac{1}{2}:$$

es bleibt im Nenner $(q - p)^{\frac{1}{2}}$. Behandeln wir so den Factor n, so ist sein Exponent gleich

$$nq + \tfrac{1}{2} - np - \alpha - \tfrac{1}{2} - n(q - p) + \alpha - \tfrac{1}{2} = -\tfrac{1}{2}:$$

es bleibt im Nenner $n^{\frac{1}{2}}$. Der Exponent des Factors $(1 + n)$ ist gleich

$$(1 + n)p + \alpha + \tfrac{1}{2} + (1 + n)(q - p) - \alpha + \tfrac{1}{2} - (1 + n)q - \tfrac{1}{2} = +\tfrac{1}{2};$$

bleibt im Zähler $(1 + n)^{\frac{1}{2}}$. Da wir aber schon eben gesehen haben, dass im Nenner $(1 + n)$ steht, so wird aus

$$\frac{(1 + n)^{\frac{1}{2}}}{(1 + n)} \text{ nunmehr } \frac{1}{(1 + n)^{\frac{1}{2}}}.$$

Wir erhalten also

$$12)\quad K = \Sigma \frac{(q + 1)}{(1 + n)^{\frac{1}{2}}} \cdot \frac{q^{\frac{1}{2}}}{\sqrt{2\pi} \cdot p^{\frac{1}{2}} (q - p)^{\frac{1}{2}} n^{\frac{1}{2}}} \times A,$$

wo A noch die übrigen Glieder enthält, die sämmtlich aus Binomien bestehen, deren eines Glied gleich 1 ist.

$$13)\; A = \frac{\left[1+\frac{\alpha}{p(1+n)}\right]^{p(1+n)+\alpha+\frac{1}{2}} \cdot \left[1-\frac{\alpha}{(1+n)(q-p)}\right]^{(1+n)(q-p)-\alpha+\frac{1}{2}}}{\left[1+\frac{\alpha}{np}\right]^{np+\alpha+\frac{1}{2}} \left[1-\frac{\alpha}{n(q-p)}\right]^{n(q-p)-\alpha+\frac{1}{2}}}.$$

Theilen wir A in zwei Producte, P und ρ, deren letztes mit der Potenz $\frac{1}{2}$ behaftet ist: $A = P \cdot \rho$;

$$14)\; P = \frac{\left[1+\frac{\alpha}{p(1+n)}\right]^{p(1+n)+\alpha} \cdot \left[1-\frac{\alpha}{(1+n)(q-p)}\right]^{(1+n)(q-p)-\alpha}}{\left[1+\frac{\alpha}{np}\right]^{np+\alpha} \cdot \left[1-\frac{\alpha}{n(q-p)}\right]^{n(q-p)-\alpha}}$$

$$15)\; \rho = \left[1+\frac{\alpha}{p(1+n)}\right]^{\frac{1}{2}} \cdot \left[1-\frac{\alpha}{(1+n)(q-p)}\right]^{\frac{1}{2}} \cdot \left[1+\frac{\alpha}{np}\right]^{-\frac{1}{2}} \cdot \left[1-\frac{\alpha}{n(q-p)}\right]^{-\frac{1}{2}};$$

oder, nach dem binomischen Lehrsatz entwickelt und die höheren Potenzen als die erste, da sie verschwindend klein werden, vernachlässigt,

$$\rho = \left[1+\frac{\alpha}{2}\left\{\frac{1}{p(1+n)}\right\}\ldots\right] \cdot \left[1-\frac{\alpha}{2}\left\{\frac{1}{(q-p)(1+n)}\right\}\ldots\right] \cdot \left[1-\frac{\alpha}{2}\cdot\frac{1}{np}\ldots\right] \cdot \left[1+\frac{\alpha}{2}\cdot\frac{1}{n(q-p)}\ldots\right]$$

Wird die Multiplication ausgeführt und die Glieder, die höhere Potenzen von $\frac{1}{p}$ oder $\frac{1}{q-p}$ enthalten, als verschwindend klein vernachlässigt, so folgt

$$\rho = 1+\frac{\alpha}{2}\left[\frac{1}{p(1+n)} - \frac{1}{(q-p)(1+n)} - \frac{1}{np} + \frac{1}{n(q-p)}\right]$$
$$= 1+\frac{\alpha}{2}\left[\frac{q-2p}{p(q-p)(1+n)} - \frac{q-2p}{np(q-p)}\right]$$

$$16)\quad \rho = 1 - \frac{\alpha}{2} \cdot \frac{(q-2p)}{p\,(q-p)\,(1+n)\,n}.$$

Ferner ist identisch $x = e^{\log. x}$, also $P = e^{\log. P}$;

$$\log.\left(1 + \frac{\alpha}{z}\right) = \frac{\alpha}{z} - \frac{\alpha^2}{2\,z^2} + \dots$$

$$17)\quad P = e^{[p(1+n)+\alpha]\log.\left[1+\frac{\alpha}{p(1+n)}\right] + [(1+n)(q-p)-\alpha]\log\left[1-\frac{\alpha}{(q-p)(1+n)}\right] + \dots}$$
$$= e^{a+b+c+d}.$$

Entwickeln wir in 17 den Exponenten von e, indem wir für jeden Log. die Reihe setzen:

$$a = [p(1+n)+\alpha]\left\{\frac{\alpha}{p(1+n)} - \frac{\alpha^2}{2\,(p\,[1+n])^2}\dots\right\} = \alpha + \frac{\alpha^2}{p(1+n)}$$
$$-\frac{\alpha^2 . p(1+n)}{2\,[p(1+n)]^2} = \alpha + \tfrac{1}{2}\frac{\alpha^2}{p(1+n)}.$$

$$b = [(1+p)(q-p)-\alpha]\left\{-\frac{\alpha}{(q-p)(1+n)} \quad \frac{\alpha^2}{2\{(q-p)(1+n)\}^2}\dots\right\}$$
$$= -\alpha + \frac{\alpha^2}{(q-p)(1+n)} - \frac{\alpha^2}{2\,(q-p)(1+n)} = -\alpha + \tfrac{1}{2}\frac{\alpha^2}{(q-p)(1+n)}.$$

$$c = -(np+\alpha)\left\{\frac{\alpha}{np} - \frac{\alpha^2}{2\,(np)^2}\right\} = -\alpha - \frac{\alpha^2}{np} + \frac{\alpha^2}{2np} = -\alpha - \frac{\alpha^2}{2np}$$

$$d = -\{n(q-p)-\alpha\}\left\{-\frac{\alpha}{n(q-p)} - \frac{\alpha^2}{2\,(n\,[q-p])^2}\right\} = +\alpha - \frac{\alpha^2}{n(q-p)}$$
$$+\frac{\alpha^2}{2\,(n\,[q-p])} = \alpha - \frac{\alpha^2}{2\,n\,(q-p)}$$

$$a+b+c+d = 2\alpha - 2\alpha + \frac{\alpha^2}{2}\left\{\frac{1}{p(1+n)} + \frac{1}{(q-p)(1+n)} - \frac{1}{np}\right.$$
$$\left. - \frac{1}{n(q-p)}\right\} = \frac{\alpha^2}{2}\left\{\frac{q-p+p}{p\,(1+n)\,(q-p)} - \frac{(q-p+p)}{n\,p\,(q-p)}\right\}$$

$$18)\ a+b+c+d=\frac{\alpha^2 q}{2}\left\{\frac{n-n-1}{np(1+n)(q-p)}\right\}=-\frac{\alpha^2 q}{2}\left(\frac{1}{n(n+1)p(q-p)}\right)$$

Folglich ist nach 17

$$19)\ P=e^{-\frac{\alpha^2 q}{2}\left\{\frac{1}{n(n+1)p(q-p)}\right\}}.$$

Setzen wir jetzt in 12 für A seinen Werth ρP nach Gl. 16 und 19 ein, so folgt

$$20)\ K=\Sigma\frac{q^{1/2}}{\sqrt{2\pi(1+n)p(q-p)n}}\left\{1-\frac{\alpha}{2}\cdot\frac{(q-2p)}{p(q-p)n(1+n)}\right\}$$
$$\times e^{-\frac{q\alpha^2}{2p(q-p)(n+1)n}}.$$

Die Grenzen dieser Summe sind so zu nehmen, dass

$$\frac{p}{q}-\sigma<\frac{p_{\prime}}{q_{\prime}}<\frac{p}{q}+\sigma,$$

$$\frac{p}{q}-\sigma<\frac{np+\alpha}{nq}<\frac{p}{q}+\sigma,$$

$$\frac{p}{q}-\sigma<\frac{np}{nq}+\frac{\alpha}{nq}<\frac{p}{q}+\sigma,$$

$$21)\ -\sigma<\frac{\alpha}{nq}<\sigma$$

$-nq\sigma<\alpha<nq\sigma$, wobei aber nach der Voraussetzung α nur um ganze Einheiten ansteigen kann.

Setzen wir also $\frac{\alpha}{nq}=\tau$, so wird naturgemäss

$$\frac{1}{nq}=d\tau \text{ oder}$$

$1=nq\,d\tau$, so dass man die Summe in Gl. 20 mit $n\,q\,d\tau$ multipliciren kann. Hat die Variable α zur oberen Grenze $n q \sigma$, so muss die Variable $\tau = \frac{\alpha}{n q}$ zur oberen Grenze $\frac{n q \cdot \sigma}{n q}$ also $+ \sigma$ haben; die untere Grenze wird $- \sigma$.

$$22)\quad K = \sum_{-\sigma \text{ bis } +\sigma} \frac{n q \sqrt{q}}{\sqrt{2 \pi n (1 + n) p (q - p)}} \left\{1 - \frac{q \tau}{2} \cdot \frac{[q - 2p]}{p (q - p)(1 + n)}\right\} \times e^{-\frac{q^4 n \tau^2}{2 p (q - p)(1 + n)}} \cdot d \tau.$$

Diese Summe zerfällt wegen des mittelsten Factors in 2 Glieder

$$23)\quad K = \sum_{-\sigma \text{ bis } +\sigma} \sqrt{\frac{n q^3}{2 \pi (1 + n) p (q - p)}} \cdot e^{-\frac{q^3 n \tau^2}{2 p (q - p)(1 + n)}} \cdot d \tau$$

$$- \sum_{-\sigma \text{ bis } +\sigma} \frac{q \tau}{2} \cdot \frac{[q - 2p]}{p (q - p)(1 + n)} \cdot e^{-\frac{q^4 n \tau^2}{2 p (q - p)(1 + n)}} \cdot d \tau,$$

von denen aber das zweite null ist.*) Setzt man nun

$$24)\quad h = \sqrt{\frac{n q^3}{2 (1 + n) p (q - p)}},$$ so folgt aus 23

$$25)\quad K = \sum_{-\sigma \text{ bis } +\sigma} \frac{h}{\sqrt{\pi}} \cdot e^{-h^2 \tau^2} d \tau = \frac{h}{\sqrt{\pi}} \cdot \sum_{-\sigma \text{ bis } +\sigma} e^{-h^2 \tau^2} d \tau$$

$$K = \frac{2 h}{\sqrt{\pi}} \times \sum_{0 \text{ bis } \sigma} e^{-h^2 \tau^2} d \tau.$$ Setzt man endlich

---

*) Da $\tau d \tau = \frac{1}{2} d (\tau^2)$, so hat man

$$\sum_{-\sigma \text{ bis } +\sigma} \frac{q}{2} \cdot \frac{[q - 2p]}{p (q - p)(1 + n)} \cdot e^{-\frac{q^3 n \tau^2}{2 p (q - p)(1 + n)}} \cdot \tau d \tau$$

$$= \sum_{-\sigma \text{ bis } +\sigma} \frac{q}{4} \cdot \frac{[q - 2p]}{p (q - p)(1 + n)} \times e^{-\frac{q^3 n \tau^2}{2 (1 + n) p (q - p)}} \cdot d (\tau^2)$$

$= \Sigma c_1 \cdot e^{-c_2 \tau^2} d (\tau^2)$, (wo c_1 und c_2 constante Grössen sind) $= c_1 e^{-c_2 \tau^2}$ in den Grenzen $- \sigma$ und $+ \sigma$, also $= c_1 \cdot e^{-c_2 \tau^2} - c_1 \cdot e^{-c_2 \tau_2} = 0$.

26) $h\tau = t$, so dass, da h eine Constante, $h\,d\tau = dt$ oder $d\tau = \frac{dt}{h}$; so folgt

27) $K = \frac{2}{\sqrt{\pi}} \sum_{0 \text{ bis } t} e^{-t^2} dt$; denn wenn man die bisher willkürliche Grösse σ so bestimmt, dass $\sigma = \tau = \frac{\alpha}{nq}$, so wird, wenn die Variable τ zur oberen Grenze σ hat, die Variable $t = h\tau$ zur oberen Grenze $h\sigma = h\tau = t$ haben.

Es ist also $t = \sigma \sqrt{\frac{nq^3}{2(1+n)p(q-p)}}$.

Setzt man*) aus den Tafeln $K = 0{,}995$, so wird $t = 2{,}0$.

$$2 = \sigma \sqrt{\frac{nq^3}{2(1+n)p(q-p)}}$$

$$\sigma = 2 \sqrt{\frac{2(1+n)p(q-p)}{nq^3}}$$

$$\sigma = 2 \sqrt{\frac{2p(q-p)}{nq^3} + \frac{2np(q-p)}{nq^3}}$$

$$\frac{2p(q-p)}{nq^3} = \frac{2p(q-p)}{nq \cdot q^2}.$$

$$\frac{(q-p)}{q} = \frac{nq-np}{nq} = \frac{q_1 - p_1 - \alpha}{q_1} = \frac{q_1 - p_1}{q_1},$$ da hiergegen $\frac{\alpha}{q_1}$ verschwindet;

$$\frac{p(q-p)}{q^2} = \frac{np(q_1-p_1)}{nq \cdot q_1} = \frac{(p_1-\alpha)(q_1-p_1)}{q_1 \cdot q_1} = \frac{p_1(q_1-p_1)}{q_1^{\,2}} - \frac{\alpha(q_1-p_1)}{q_1 \cdot q_1},$$

wo das Glied $\frac{\alpha(q_1-p_1)}{q_1 \cdot q_1}$ verschwindend klein ist, da q_1 sehr gross gegen α. Folglich annähernd

$$\sigma = 2 \sqrt{\frac{2p(q-p)}{q^3} + \frac{2p_1(q_1-p_1)}{q_1^{\,3}}} = \sqrt{\frac{8p(q-p)}{q^3} + \frac{8p_1(q_1-p_1)}{q_1^{\,3}}}$$

*) Vgl. p. 61.

[Setzt man $K = 0{,}916$, so wird $t = 1{,}2$

$$\sigma = 1{,}2\sqrt{\frac{2p(q-p)}{q^3}+\frac{2p_1(q_1-p_1)}{q_1^3}} = \sqrt{\frac{3p(q-p)}{q^3}+\frac{3p_1(q_1-p_1)}{q_1^3}}.]$$

Aus Gl. 7) $\frac{p}{q} - \sigma < \frac{p_1}{q_1} < \frac{p}{q} + \sigma$ folgt nunmehr $\frac{p}{q} - \frac{p_1}{q_1}$

$$< 2\sqrt{\frac{2p(q-p)}{q^3}+\frac{2p_1(q_1-p_1)}{q_1^3}};$$

und, wenn $\frac{p_1}{q_1} > \frac{p}{q}$, ebenso $\frac{p_1}{q_1} - \frac{p}{q} < 2\sqrt{\frac{2p(q-p)}{q^3}+\frac{2p_1(q_1-p_1)}{q_1^3}}$;

also allgemein $\pm\left(\frac{p}{q} - \frac{p_1}{q_1}\right) < \pm 2\sqrt{\frac{2p(q-p)}{q^3}+\frac{2p_1(q_1-p_1)}{q_1^3}}$;

was zu beweisen war.

Der somit bewiesene Lehrsatz gestattet die folgenden Schlussfolgerungen:

Begnügen wir uns mit dem Sicherheitsgrade $K = 0{,}916$ und nennen wir Δ die Differenz

$$\pm\left(\frac{p}{q} - \frac{p_1}{q_1}\right),$$

bezeichnen wir ferner mit V die Grösse

$$\pm\sqrt{\frac{3p(q-p)}{q^3}+\frac{3p_1(q_1-p_1)}{q_1^3}},$$

so lehrt der Vergleich der beiden Beobachtungsresultate $\frac{p}{q}$ und $\frac{p_1}{q_1}$ aus den beiden Statistiken desselben Ereignisses A folgendes:

1) Alle mal, wenn $\Delta < V$ oder höchstens

$$\Delta = V,$$

hat man mit einer sehr hohen Wahrscheinlichkeit anzunehmen, dass die Chance von A in beiden Beobachtungsreihen dieselbe geblieben. Sind $\frac{p}{q}$ und $\frac{p_1}{q_1}$ Mortalitätsziffern derselben Krankheit bei verschiedener Behandlungsweise, so war die Behandlungsmethode ohne Einfluss oder von demselben Einfluss auf den tödtlichen Ausgang. Wurde in der ersten Reihe die exspectative, in der zweiten eine differente Behandlung angewendet, so ist zu schliessen, dass die letztere vor der ersteren den Vorzug nicht verdient.

Sind $\frac{p}{q}$ und $\frac{p_1}{q_1}$ Verlustziffern bei der operativen Behandlung desselben Leidens nach 2 verschiedenen Operationsmethoden, so ist es mit Rücksicht auf die Verluste gleichgültig, ob das eine oder das andere Verfahren in Anwendung gezogen wird.

2) Allemal, wenn $\triangle > V$, hat man mit einer sehr hohen Wahrscheinlichkeit zu folgern, dass die Chance von A in den beiden Beobachtungsreihen, mithin die Summe der wirkenden Ursachen verschieden war.

Waren die äusseren Umstände der Individuen beider Reihen gleich und auch das Heilverfahren gleich (z. B. in beiden Reihen exspectativ), so haben wir Grund zu der Annahme, dass der Krankheitscharakter in beiden Reihen verschieden war.

Ist eine Verschiedenheit in den Ursachen des Ereignisses A von uns selber eingeführt worden, z. B. durch Variation der Therapie, so haben wir Grund, die Veränderung der Chance von A der veränderten Therapie zuzuschreiben, falls der Nachweis geführt wird, dass, abgesehen von der Therapie, die Summe der Ursachen für A wirklich identisch war; ein Nachweis, der oft genug sehr schwierig ist, aber nach den Grundsätzen der Experimentirkunst unerlässlich scheint. Allerdings haben wir hier eine solide Basis, um auch in der Heilkunde, wie in der Physik und in der Chemie, reine und beweisende Experimente über die Wirksamkeit*) von verschiedenen Heilverfahren zu machen; aber nur auf wenigen Gebieten der Medizin ist heute das zu Grunde zu legende Beobachtungsmaterial gleichzeitig genügend ausgedehnt und hinreichend zweifellos, um den Calcül mit Erfolg anwenden zu können. Ich beschränke mich daher auf die Statistik der Staarextraction.

Die Diagnose des einfachen kernhaltigen Staars ist zweifellos; die Krankheit ist sehr häufig; die Beurtheilung, ob die Operation (Extraction) von Erfolg war oder nicht, ist leicht zu machen. Bekanntlich hat v. Graefe empfohlen, den Lappenschnitt durch die periphere Linearextraction zu ersetzen, weil bei der letzteren, was das wichtigste ist, die Verlustziffer geringer sei, und dieser Empfehlung sind die meisten Operateure beigetreten, während Andere, namentlich v. Hasner, die Superiorität der älteren Methode eifrig verfochten.

1) A. v. Graefe**) hatte unter 900 Lappenextractionen bei Anwendung des Druckverbandes 5% Verluste.

$$q = 900;\ \frac{p}{q} = 0{,}05;\ p = 45;\ q-p = 855$$

$$v \text{ (nach Tab. I)} = \sqrt{\frac{8p(q-p)}{q^3}} = 0{,}02.$$

$$w = 0{,}05 \pm 0{,}02 = \begin{cases} 0{,}07 \\ 0{,}03 \end{cases}.$$

Derselbe***) hatte unter 300 Linearextractionen 3,3% Nichterfolge.

$$q_1 = 300;\ \frac{p_1}{q_1} = 0{,}033,\ p_1 = 10;\ q_1 - p_1 = 290$$

$$v_1 \text{ (nach Tab. I)} = 0{,}029.$$

$$w_1 = 0{,}033 \pm 0{,}029 = \begin{cases} 0{,}062 \\ 0{,}004 \end{cases}.$$

*) Natürlich ist dies etwas ganz Anderes, als über die Wirkung eines Heilmittels auf den menschlichen Organismus zu experimentiren, wozu schon eine geringe Zahl von Versuchen ausreicht.

**) Arch. f. Ophth. XI, 3, p. 8. Note.

***) Ibid. und Dantone, die Extraction des grauen Staars. p. 71.

Die Territorien von w und w_1 interferiren. Die untere Grenze von w_1 reicht allerdings viel tiefer als die untere Grenze von w; aber die obere Grenze von w_1 erreicht beinahe die obere Grenze von w; so dass man aus den Verlustziffern allein noch nicht mit Sicherheit die Praevalenz der v. Graefe'schen Methode folgern kann.

Um einen Wahrscheinlichkeitsschluss wagen zu können, haben wir

$$\triangle = + \left(\frac{p}{q} - \frac{p_1}{q_1}\right) = 0{,}017$$

$$V = \sqrt{\frac{8p(q-p)}{q^3} + \frac{8p_1(q_1-p_1)}{q_1^3}} = 0{,}03$$

$$\triangle < V.$$

Aus den obigen Zahlen kann man also auch noch nicht mit der Wahrscheinlichkeit 0,995 schliessen, dass die v. Graefe'sche Methode vorzüglicher sei als die Lappenextraction mit Schlussverband.

2) Später hat v. Graefe*) veröffentlicht, dass er bei 600 nach seiner Methode operirten Fällen 2,8% Verlust erlebt.

$$q_{,,} = 600; \frac{p_{,,}}{q_{,,}} = 0{,}028; q_{,,} - p_{,,} = 583; p_{,,} = 17.$$

$$v_{,,} \text{ (nach Tab. I)} = 0{,}0191.$$

$$w_{,,} = 0{,}028 \pm 0{,}0191 = \begin{cases} 0{,}0471 \\ 0{,}0089 \end{cases}$$

Auch die Territorien von $w_{,,}$ und w interferiren; es ist für diese

$$\triangle' = + \left(\frac{p}{q} - \frac{p_{,,}}{q_{,,}}\right) = 0{,}022.$$

$$V' = \sqrt{\frac{8p(q-p)}{q^3} + \frac{8p_{,,}(q_{,,}-p_{,,})}{q_{,,}^3}} = 0{,}0276.$$

$\triangle' < V'$ wie zuvor.**)

3) Benutzen wir endlich zur Entscheidung der Frage die

*) Zehender's Monatsbl. für Augenheilkunde. 1868.

**) Auch in Arlt's soeben publicirter Statistik (Handb. d. Augenheilk. v. Graefe u. Saemisch II., 319): 7,5% Verluste bei 954 Extractionen nach Daviel; 5,7% Verluste bei 1075 Extractionen nach v. Graefe: ist $\triangle < V$.

beiden grössten bisher publicirten Zahlenreihen, die allerdings von zwei verschiedenen Operateuren herrühren. Rivaud-Landrau*) hatte bei 2000 Lappenextractionen 10% Verlust; Mooren**) bei 1500 Linearextractionen 6 % Verlust; somit ist

$$q = 2000;\ \frac{p}{q} = 0{,}1;\ p = 200;\ q-p = 1800.$$

$$v = \sqrt{\frac{8p(q-p)}{q^3}} = 0{,}0190,$$

$$w = 0{,}1 \pm 0{,}0190 = \begin{cases} 0{,}1190 \\ 0{,}0810 \end{cases},$$

$$q_1 = 1500;\ \frac{p_1}{q_1} = 0{,}06;\ p_1 = 90;\ q_1-p_1 = 1410,$$

$$v_1 = \sqrt{\frac{8p_1(q_1-p_1)}{q_1^3}} = 0{,}018,$$

$$w_1 = 0{,}06 + 0{,}018 = \begin{cases} 0{,}078 \\ 0{,}042 \end{cases}.$$

Die obere Grenze von w_1 bleibt unter der unteren Grenze von w zurück; die Superiorität der v. Graefe'schen Methode ist hiernach fast mit Sicherheit nachgewiesen.

Für diejenigen, welche zufrieden sind, wenn die Wahrscheinlichkeit 0,916 zu Grunde gelegt wird, will ich mit Benutzung der letzteren die Rechnung kurz wiederholen.

1) Bei 900 Lappenextractionen 5% }
„ 300 Linearextractionen 3,3% } Verluste.

$$\frac{p}{q} = 0{,}05;\ q = 900;\ p = 45,$$

$$v = \sqrt{\frac{3p(q-p)}{q^3}} = 0{,}0125,$$

$$w = 0{,}05 \pm 0{,}012 = \begin{cases} 0{,}062 \\ 0{,}038 \end{cases},$$

---

*) Annales d'Oculist.

**) Ophth. Beobachtungen aus dem Jahre 1873.

$$\frac{p_1}{q_1} = 0{,}033;\ q_1 = 300;\ p_1 = 10,$$

$$v_1 = \sqrt{\frac{3\,p_1\,(q_1 - p_1)}{q_1^{\,3}}} = 0{,}017 \text{ (circa)}$$

$$w_1 = 0{,}033 \pm 0{,}017 = \begin{cases} 0{,}050 \\ 0{,}016 \end{cases}.$$

Die Territorien von w und w_1 interferiren,

$$\triangle = \pm\left(\frac{p}{q} - \frac{p_1}{q_1}\right) = 0{,}017,$$

$$V = \sqrt{\frac{3\,p\,(q - p)}{q_3} + \frac{3\,p_1\,(q_1 - p_1)}{q_1^{\,3}}} = 0{,}0183,$$

$$\triangle < V.$$

2) Bei 900 Lappenextractionen 5% } Verlust.
„ 600 Linearextractionen 2,8% }

$$\frac{p}{q} = 0{,}05;\ q = 900;\ v = 0{,}0125,$$

$$w = 0{,}05 \pm 0{,}0125 = \begin{cases} 0{,}0625 \\ 0{,}0375 \end{cases},$$

$$\frac{p_{\prime\prime}}{q_{\prime\prime}} = 0{,}028;\ q_{\prime\prime} = 600,$$

$$v_{\prime\prime} = 0{,}0116,$$

$$w_{\prime\prime} = 0{,}028 \pm 0{,}0116 = \begin{cases} 0{,}0396 \\ 0{,}0164 \end{cases},$$

$$\triangle' = \pm\left(\frac{p}{q} - \frac{p_{\prime\prime}}{q_{\prime\prime}}\right) = 0{,}022,$$

$$V' = \sqrt{\frac{3\,p\,(q - p)}{q^3} + \frac{3\,p_{\prime\prime}\,(q_{\prime\prime} - p_{\prime\prime})}{q_{\prime\prime}^{\,3}}} = 0{,}017,$$

$$\triangle' > V'.$$

Bei Zugrundelegung der kleineren Wahrscheinlichkeit 0,916 spricht schon die zweite Reihe zu Gunsten der v. Graefe'schen Methode.

Die weiteren Anwendungen möge der geneigte Leser selber machen.

Anhang.

Um beliebige Binomialcoefficienten hoher Potenzen bequem zu berechnen (vgl. p. 46 und p. 60), benutzen wir Stirling's Formel:

$$1.2.3\ldots x = \sqrt{2\pi}\,.\,e^{-x}\,x^{x+\frac{1}{2}}.$$

Hieraus findet man, wenn q und p grosse Zahlen (etwa > 20), den p^{ten} Binomialcoëfficienten der q^{ten} Potenz

$$q_p = \frac{q!}{p!\,(q-p)!} = \frac{\sqrt{2\pi}\,.\,e^{-q}\,.\,q^{q+\frac{1}{2}}}{\sqrt{2\pi}\,.\,e^{-p}\,.\,p^{p+\frac{1}{2}} \times \sqrt{2\pi}\,e^{-(q-p)}\,.\,(q-p)^{q-p+\frac{1}{2}}}$$

$$= \frac{q^{q+\frac{1}{2}}\,.\,e^{-q}}{\sqrt{2\pi}\,.\,p^{p+\frac{1}{2}}\,.\,(q-p)^{q-p+\frac{1}{2}}\,e^{-p-q+p}}$$

$$q_p = \frac{q^{q+\frac{1}{2}}}{\sqrt{2\pi}\,.\,p^{p+\frac{1}{2}}\,.\,(q-p)^{q-p+\frac{1}{2}}};$$ nach dieser Formel lässt sich die Berechnung leicht mittelst der Logarithmentafeln ausführen.

Druck von Metzger & Wittig in Leipzig.

Medicinische Werke

aus dem Verlage

von

VEIT & COMP.

IN LEIPZIG.

Eiweiss im Harne. Von C. F. Kunze. — Zwei Fälle von syphilitischer Miliartuberculose. Von Dr. Aufrecht. — Einige Worte über Höhenklimatologie. Von Dr. Schimpff. — Ueber den Missbrauch subcutaner Morphiuminjectionen. Von Dr. A. Fiedler. — Die Prognose bei der Pneumonie. Von Dr. Schütz. — Zur Aetiologie und Therapie der Cataract. Von Dr. J. Hirschberg. — Spitzenkatarrh und Hämoptoe in ihren Beziehungen zur Schwindsucht. Von Dr. Goltz. — Zur Transfusionsfrage. Von Dr. L. Mayer. —

Archiv für Anatomie, Physiologie und wissenschaftliche Medicin. Herausgegeben von Dr. C. B. Reichert und Dr. E. Du Bois-Reymond, Professoren in Berlin. Fortsetzung von Joh. Müller's Archiv. Jahrgang 1874. 50 Bogen mit ca. 18 Tafeln. Preis 8 Thlr.

Erscheint seit 1834 und sind die noch vorhandenen Bände (1834—1865 à 6 Thlr., 1866—1872 incl. à 7 Thlr., 1873 à 7 Thlr. 20 Sgr.) soweit der Vorrath reicht zu ermässigten Preisen durch jede Buchhandlung zu beziehen.

Ein ausführliches Inhaltsverzeichniss der erschienenen Bände ist unter der Presse und steht s. Z. auf Verlangen gratis zu Diensten.

Topographisch anatomischer Atlas. Nach Durchschnitten an gefrornen Cadavern herausgegeben von Dr. med. Wilh. Braune, ordentl. Prof. an der Universität Leipzig. Vollständig in 33 nach der Natur gezeichneten vorzüglich colorirten Tafeln Imperial-Folio. Mit 50 Holzschnitten im Texte. Gebunden in 1/2 Leinwand 36 Thlr. 15 Sgr.

Bekanntlich ist die Methode, Durchschnitte an gefrornen Cadavern zu machen, zuerst von Eduard Weber (1836) angegeben und im grösseren Maasstabe zur Herstellung eines förmlichen Atlas der „gefrornen“ Anatomie, auch mit Rücksicht auf pathologische Verhältnisse, zum ersten Male von N. Pirogoff geübt worden. Ref. hat über die Leistung des berühmten russischen Chirurgen in dem Canstatt'schen Jahresbericht für 1853 Bd. II. S. 25—27 eingehend berichtet und zugleich Bemerkungen daran geknüpft, auf die er gegenwärtig verweisen kann. Seitdem haben sich mehrere Anatomen dieser Methode bedient, jedoch ist das jetzt in der Ausführung begriffene Werk von Braune das erste, welches die Aufgabe verfolgt, den ganzen menschlichen Körper auf diese Weise topographisch zu erläutern. Wir begrüssen das Unternehmen mit doppelter Freude, nicht bloss weil es in den Händen eines tüchtigen, wissenschaftlich erprobten Chirurgen sich befindet, sondern auch weil es den grossen Fortschritt darthut, den die deutsche Literatur seit 15 Jahren gemacht hat. Damals wäre es kaum möglich gewesen, ein so umfangreiches typographisches Werk in Deutschland zu publiciren; weder Verleger, noch Publikum waren geneigt, die entsprechenden Aufwendungen zu machen. Was bis jetzt von dem Werke vorliegt, ist in jeder Beziehung lehrreich und befriedigend. Die Wahl der Farben ist für die Unterscheidung der verschiedenen Gewebe und Organe eine höchst glückliche, und es lässt sich schon ohne denText an den meisten Tafeln sehr genau erkennen, was man an jedem Punkte vor sich hat. Da der Verf. mit Recht seine Aufgabe allgemein gefasst und sich nicht auf das bloss chirurgisch Wichtige beschränkt hat, da er ferner Alles in natürlicher Grösse und genauer Abzeichnung wiedergiebt, so übersieht man mit einem Blicke das gegenseitige Lagerungsverhältniss der verschiedenen Theile mit überraschender Deutlichkeit. Der Text erläutert die Tafeln in prägnanter und klarer Weise, häufig unter Zuhülfenahme von Holzschnitten, wozu vorwiegend pathologische Objecte aus dem Atlas von Pirogoff gewählt sind. Wir wünschen dem Unternehmen daher ein grosses Publikum und wir können es um so mehr empfehlen, als wir überzeugt sind, dass Niemand das Werk ohne Belehrung aus der Hand legen wird. **Virchow**, Archiv f. pathol. Anat.

Die Lage des Uterus und Foetus am Ende der Schwangerschaft. Nach Durchschnitten an gefrornen Cadavern illustrirt von Dr. med. Wilh. Braune, Prof. an der Universität Leipzig. Nach der Natur gezeichnet und lithographirt von C. Schmiedel. Colorirt von F. A. Hauptvogel. Mit einem Holzschnitte im Text. Supplement zu des Verfassers „Topogr.-anat. Atlas". Zehn Tafeln Imp.-Folio mit 2 Bogen Text. In solider Mappe. Preis 15 Thlr.

Ein Schreiben des bekannten Anatomen Herrn Prof. Dr. Rüdinger in München an die Verlagshandlung lautet: Besten Dank für die gefällige Zusendung von Herrn Prof. Braune's Prachtarbeit über Foetus und Uterus. Leipzig darf stolz auf diese Arbeit sein!....

Zu einem richtigen Verständnisse der physiologischen Vorgänge in der Schwangerschaft und der Geburt hilft am meisten eine richtige Vorstellung der topographisch-anatomischen Verhältnisse. Es liegt in der Natur der Sache, dass den Studirenden zur Orientirung fast ausnahmslos nur Bilderwerke geboten werden können, da Leichen Schwangerer und besonders Leichen Gebärender nur höchst selten zur Section kommen, indem es ja Regel ist, keine Frau unentbunden sterben zu lassen, und sollte dies doch der Fall gewesen sein, die Gestorbene noch zu entbinden. Auch würden die Sectionen besagter Frauen, da durch Oeffnung der Bauchhöhle ganz wesentliche Veränderungen in den topographischen Anordnungen stattfinden, immer noch kein vollständiges Bild liefern.

Durch Braune's Methode, die Leichen gefrieren zu lassen und dieselben dann zu durchsägen, werden Bilder gewonnen, die der Wahrheit am Nächsten kommen. Im vorliegenden Atlas finden wir die Durchschnitte zweier Frauen, von denen die eine gegen Ende der Schwangerschaft, die andere, als sie bereits in der zweiten Geburtsperiode sich befand, sich das Leben genommen hat.

Die Durchschnitte sind von ausserordentlichem Werthe für die Geburtshülfe. Die Resultate der mannigfachsten Untersuchungen werden durch sie bestätigt oder verworfen. In einer Reihe der neuesten Arbeiten finden wir, und mit Recht, auf diese Tafeln hingewiesen. Für den Unterricht der Studirenden sowohl als der Hebammen sind die Tafeln geradezu unentbehrlich.

Der männliche und weibliche Körper im Sagittalschnitt. Dargestellt durch Dr. Wilh. Braune, Prof. an der Universität Leipzig. Mit 10 Holzschnitten im Texte. Separatabdruck aus des Verf. „Topogr.-anatom. Atlas". Preis 3 Thlr. 10 Sgr.

Die Oberschenkelvene des Menschen in anatomischer und klinischer Beziehung. Von Dr. med. Wilh. Braune, ordentl. Professor an der Universität Leipzig. Mit 6 Tafeln in Farbendruck. Imperial-Quart. $4^1/_2$ Bogen. Cart. Preis 3 Thlr. 10 Sgr.

Zugleich:

Das Venensystem des menschlichen Körpers. Erste Lieferung.

Als Verf. vor mehreren Jahren beim Demonstriren auf dem Präparirsaale die Beobachtung machte, dass gewisse Bewegungen der Extremitäten starke Blutungen aus den ausgeschnittenen Venen der Inguinal- und Schlüsselbeingegend veranlassten, kam er auf den Gedanken, ob nicht die Fascien in Verbindung mit den Muskeln und Knochen Saugapparate bilden könnten, welche die Venencirculation in gleicher Weise beeinflussten, wie man dies bisher nur von dem Drucke der bei der Contraction anschwellenden Muskeln angenommen hatte. Durch eingehende diesbezügliche Untersuchungen constatirte auch Verf. Druck- und Saugapparate an den verschiedensten Stellen des menschlichen Körpers und in Uebereinstimmung damit eine so characteristische Anordnung der Venenstämme, dass es ihm später gelang, schon aus der Beschaffenheit und Lage der Venen mit ihren Klappen das Vorhandensein eines solchen Circulationsmechanismus zu erkennen.

In der Vorlage erörtert nun Verf. zunächst in klarer, anschaulicher Weise die Bedingungen, unter denen die Circulation in der Oberschenkelvene des Menschen den oben erwähnten anatomischen Verhältnissen zufolge, in Bezug auf welche Verf. das gesammte Venensystem des menschlichen Körpers eingehenden Versuchen unterworfen hat, stattfindet. Die ganze Arbeit zerfällt in zwei Theile, den anatomischen und den klinischen Theil, von denen der erstere die qu. anatomisch-physiologischen Eigenschaften der Oberschenkelvene, der letztere die Verwerthung derselben für die operative Chirurgie, Gynaecologie und sonstige pathologische Verhältnisse an der Vene selbst enthält, und zwar unter sachgemässer Benutzung und Auswahl der einschlägigen klinischen Literatur. — Sechs musterhaft ausgeführte Tafeln in Farbendruck veranschaulichen die wichtigen, von Verf. constatirten anatomischen Verhältnisse.

Diese kurzen Andeutungen werden genügen, die in wissenschaftlicher, wie ganz besonders praktischer Beziehung hervorragende Bedeutung der obigen Arbeit, auf deren Inhalt wir noch zurückkommen werden, zu documentiren. **Med. Centralzeitung.**

Die Venen der menschlichen Hand. Bearbeitet von Wilh. Braune und Armin Trübiger. Imperial-Quart. $2^1/_2$ Bogen Text und 4 Tafeln in photogr. Lichtdruck. Cart. Preis 3 Thlr. 10 Sgr.

Lehrbuch der praktischen Medicin. Mit besonderer Rücksicht auf Pathologische Anatomie und Histologie von Dr. C. F. Kunze, prakt. Arzt in Halle a/S. Zweite mehrfach veränderte Auflage. 2 Bände. Gross Octav. 1428 Seiten. Preis geheftet 8 Thlr., gebunden in ganz Leinwand 8 Thlr. 20 Sgr.

Indem Vf. sein Lehrbuch Virchow gewidmet, hat er zugleich in Bezug auf die Bearbeitung desselben die leitenden Grundsätze präcisirt, und so finden wir denn auch die pathologische Anatomie und die Histologie der Krankheiten in eingehendster und gründlichster Weise gewürdigt, und zwar gestützt nicht allein auf Daten und Angaben Anderer, sondern auch auf eigene anatomische und mikroskopische Untersuchungen. Eine eigenthümliche und sehr empfehlenswerthe Seite dieses Lehrbuches ist die zwar spärliche, aber sorgsam ausgewählte Casuistik, welche in fast zu prolixer Weise von englischen und französischen Autoren, dagegen meist ganz und gar nicht von deutschen Autoren berücksichtigt wird. Nicht allein aber haben wir die Präcision und Genauigkeit anzuerkennen, mit welcher die Anatomie, Aetiologie und Symptomatik einer jeden Krankheit dargestellt werden, sondern ganz besonders heben wir auch die concise und praktische Weise hervor, mit welcher die Behandlung bei Vermeidung des Wustes verwirrender Heilmethoden kurz, bündig und belehrend gegeben wird; die Maasse und Gewichte sind durchweg nach dem neuen Decimalsysteme angeführt. Einzelheiten lassen sich schwer aus einem Lehrbuche der praktischen Medicin wiedergeben, aber aus dem Inhaltsverzeichnisse wird man schon erkennen, dass keine irgendwie wichtige und beachtenswerthe Krankheit, selbst in ihrer Erkennung der neuesten Zeit angehörend, unberücksichtigt geblieben ist. Der Vf. hat ein praktisches Buch für praktische Aerzte gegeben..... **Schmidt's Jahrb.**

Der Verfasser hat sich die Aufgabe gestellt, vom Standpunkte des Praktikers aus für praktische Aerzte zu schreiben. Dies ist ihm vollkommen gelungen. Vor allen Dingen hat er verstanden, die rechte Mitte einzuhalten, ohne in die trockene Oede des Compendiumtones zu verfallen; seine Darstellung ist eine klare, die Krankheitsbilder sind gedrängt, doch umfassend und scharf pointirt; tüchtige eigene Erfahrung neben genauer Kenntniss der Literatur prägt sich in jedem Capitel aus. Auf die pathologische Histologie ist vom Verf. besondere Rücksicht genommen und durch die sorgfältige Bearbeitung derselben erhält die Arbeit einen besonderen Vorzug. Am therapeutischen Theile erkennt man den gewiegten Praktiker und wissenschaftlich tüchtigen Arzt. Die Beifügung einzelner wichtiger Krankheitsgeschichten kann man nur billigen. Wir dürfen in dem Werke eine wesentliche Bereicherung unserer Literatur begrüssen, ein Lehrbuch, welches sich den besten würdig anreiht. Die Ausstattung ist eine lobenswerthe.

Liter. Centralbl.

Ein gutes Lehrbuch für specielle Pathologie und Therapie, das wenigstens in den Hauptbedingungen vollständig, wenn auch nicht erschöpfend sei, und das, dem gegenwärtigen Stande der medicinischen Wissenschaften entsprechend, auf Grundlage der neuesten Entdeckungen auf dem Gebiete der Histologie und pathologischen Anatomie, sowie nach den modernen Anschauungen einer rationellen Therapie gearbeitet ist, ist ein wahres Bedürfniss für Studirende sowohl wie für praktische Aerzte. Von dieser Anschauung ausgehend, dürfen wir gegenwärtiges Buch willkommen heissen, und seinem Verfasser das Bewusstsein lassen, ein nützliches Werk vollbracht zu haben, indem er sich entschloss, ein vollständiges Lehrbuch, das den oben angegebenen Bedingungen entspricht, auszuarbeiten. In der That enthält das Buch eine Fülle von nach eigenen Erfahrungen und Beobachtungen verwerthetem Materiale wie auch eine sehr zweckmässige Benützung der anerkannten Forschungen unserer medicin. Autoritäten auf jedem Gebiete der Medicin und dürfte dasselbe vollkommen geeignet sein, das einzige in der That ausgezeichnete Lehrbuch in diesem Genre, das bekannte Handbuch von F. Niemeyer bei denjenigen, die wegen des hohen Preises dieses letzteren sich dasselbe anzuschaffen nicht in der Lage sind, zu ersetzen. Die Ausstattung des Werkes ist eine lobenswerthe. **Allg. W. Med. Ztg.**

... Das Buch ist ein in hohem Grade empfehlenswerthes, und der Verfasser, welchen wir als praktischen Arzt um so freudiger zu seinem wohlgelungenen Werk beglückwünschen, möge in der Anerkennung von Seiten der Berufsgenossen, sowie in der zahlreichen Verbreitung seiner Werke den verdienten Lohn finden. Das mit einem doppelten Register versehene Buch ist überdies tadellos ausgestattet.

Oestr. Zeitschrift f. pr. Hlkde.

Anleitung zur klinischen Untersuchung und Diagnose. Ein Leitfaden für angehende Kliniker. Von Dr. med. Richard Hagen, Privatdocent an der Universität in Leipzig. Zweite umgearbeitete, verbesserte und vermehrte Auflage. Leipzig

1874. kl. 8. S. XVI und 173. Verlag von Veit & Comp Elegant gebunden. Preis 1 Thlr.

Unser in diesen Blättern, Jahrgang 1872, S. 553, ausgesprochenes empfehlendes Urtheil hat sich bewährt, indem Verfasser die Anerkennung geworden, dass seine „Anleitung" innerhalb Jahresfrist schon die zweite Auflage erlebt. Verfasser hat nun bezüglich der Anordnung des Inhaltes eine bessere Eintheilung getroffen, ein alphabetisches Register mit etymologischen Erklärungen beigefügt, und diese zweite Auflage mit mehreren Artikeln, als: Entozoën, chronischen Milztumor, Tetanus, Bleivergiftung, Delirium tremens, Diphtheritis, Diabetes mellitus und insipidus etc., bereichert. Ausserdem ist Verfasser aus seiner Anonymität, die er noch bei der ersten Auflage beobachtet, hervorgetreten, und hat sich als Verfasser genannt.

In allem Uebrigen hat er Form wie Anordnung der Capitel beibehalten. Wenn diese zweite Auflage, die mit vollem Rechte als eine weitaus verbesserte bezeichnet werden darf, sich einer gleich günstigen Aufnahme bei den angehenden wie gereifteren Aerzten zu erfreuen haben wird, so können wir in Bälde eine dritte Auflage zur Anzeige bringen. Ausstattung sehr elegant bei handlichem Formate und sehr gutem Drucke.

Aerztliches Intelligenz-Blatt Nr. 13. 1874.

Dieses treffliche Büchlein hat — wie wir auch („Rundschau," 1873, Nr. 162) vorausgesagt haben — bald eine zweite Auflage erlebt und wir können uns gegenwärtig bei der Besprechung desselben nur auf unsere frühere überaus lobende Anzeige berufen, hinzufügend, dass die Anordnung eine verbesserte wurde und dass einige Errata, so fast alle, die wir selbst gerügt hatten, ausgemerzt wurden.

Und so empfiehlt sich diese werthvolle Compilation in der That, wie der Titel besagt, „für angehende Kliniker" auf's beste. Und wie viele Leute können denn am Ende mit Recht sagen, dass sie das Stadium des „angehenden" Klinikers hinter sich haben?

Medic.-chirurgische Rundschau. I. Heft. Juli 1874.

Die Points douloureux Valleix's und ihre Ursachen von Dr. C. Lender, praktischer Arzt in Berlin. gr. 8. 5 Bogen. Preis 15 Sgr.

Galen's Lehre vom gesunden und kranken Nervensysteme. Von Dr. Friedrich Falk, prakt. Arzt und Privat-Docent zu Berlin. gr. 8. Geh. 3½ Bogen. Preis 12 Sgr.

Während die Literatur über Hippokrates und seine Schriften im Verlaufe der Jahrhunderte einen beträchtlichen Umfang erlangt hat, ist Galen, so sehr auch seine Autorität bis in die Neuzeit anerkannt wurde, doch nicht der Gegenstand vieler Specialstudien gewesen. Der Verfasser hat sich bemüht, die durch die ganze Hinterlassenschaft zerstreuten Aufzeichnungen über Anatomie, Physiologie und Pathologie des Nervensystems, welche ein bevorzugtes Gebiet Galen'scher Forschungen gebildet haben, zu sammeln und zu sichten. Er weist nach, dass die vornehmlich durch emsige Vivisektionen gewonnenen Kenntnisse Galen's von dem Bau und den Funktionen des gesunden Nervensystems vorzüglich zu nennen sind, dass z. B. in der gröbern Anatomie des Gehirns Theile desselben beschrieben werden, deren Auffindung und Unterscheidung man gemeinhin viel späteren Autoren zuzuschreiben geneigt ist. Um das hohe Verdienst Galen's, den Rang, welchen seine Lehren in der Heilkunde der Alten einnehmen, zu veranschaulichen, schien es nothwendig, auch die bezüglichen Arbeiten der übrigen Aerzte jener Epoche zu beleuchten. Zum Schlusse aber ist eine Darstellung der Entwickelung der Neurologie bis auf die neuere Zeit beigefügt. Besonders berücksichtigt sind Saliceto, Richardus Anglicus, Alex. Benedictus u. A., hervorgehoben vor Allem die Reformatoren der Zergliederungskunde: Vesal, Fallopia und der die Abhandlung schliessende Th. Willis. **Schmidt's Jahrb.**

Die sanitäts-polizeiliche Ueberwachung höherer und niederer Schulen und ihre Aufgaben von Dr. Friedrich Falk, praktischer Arzt und Privat-Docent zu Berlin. Zweite vermehrte Ausgabe. gr. 8. 12 Bogen. Preis 24 Sgr.

Die zahlreich erschienenen, überaus günstigen Recensionen empfehlen vorstehende verdienstvolle Arbeit allen Aerzten, Lehrern, Schuldirektoren, Schulvorstehern und Schulinspektoren etc. etc. dringend zur Berücksichtigung.

Handbuch der praktischen Arzneimittellehre für Thierärzte. Von Dr. Carl Heinrich Hertwig, Königl. Medicinalrath und Professor an der Thierarzneischule zu Berlin. Fünfte vermehrte und verbesserte Auflage. 38 Bogen. gr. 8. Eleg. geheftet. Preis 4 Thlr.

Die neue Auflage dieses als vortrefflich anerkannten Werkes ist dadurch vervollständigt und verbessert worden, dass zu der pharmacodynamischen Darstellung der einzelnen Arzneimittel eine kurze pharmacologische Notiz beigegeben; ferner dass die in der neuern Zeit auch als Thierheilmittel sich wirksam erwiesenen Arzneisubstanzen, wie z. B. die Carbolsäure, das Chloral u. s. w. aufgenommen; dann dass die Wirkungen der subcutanen Injectionen, soweit dieselben von einzelnen Mitteln bekannt und von thierärztlich praktischer Bedeutung erschienen, mehr als bisher berücksichtigt und endlich die Arzneigaben aus dem früher geltenden Unzengewichte in das nunmehr gesetzlich als Medicinalgewicht eingeführte Grammengewicht umgewandelt worden sind. Der Herr Verfasser hat somit den Fortschritten in der Wissenschaft wie den Bedürfnissen der praktischen Thierheilkunde gleichmässig Rechnung getragen und dadurch diesem auch von der Verlagsbuchhandlung bestens ausgestatteten Handbuche eine willkommene Aufnahme gesichert.

Wochenschrift für Thierheilkunde.

Grundriss der Akiurgie von Dr. Fr. Ravoth, prakt. Arzt, Operateur und Docent an der Universität Berlin. Zweite vermehrte Auflage. Zugleich fünfte Auflage von Schlemm, Operationsübungen am Cadaver. 27 Bog. gr. 8. Elegante Ausstattung. Geheftet Preis 2 Thlr. 10 Sgr. Gebunden 2 Thlr. 20 Sgr.

Als Anhang hierzu erschien

Darstellung der wichtigsten chirurgischen Instrumente. Sechszehn Tafeln Abbildungen mit erklärendem Texte von Dr. Fr. Ravoth, prakt. Arzt, Operateur und Docent an der Universität Berlin. Preis cart. 1 Thlr. 6 Sgr.

Ueber die Grenzen des Naturerkennens. Ein Vortrag in der zweiten öffentlichen Sitzung der 45. Versammlung deutscher Naturforscher und Aerzte zu Leipzig am 14. August 1872 gehalten von Emil Du Bois-Reymond. gr. 8. Eleg. geh. Dritte Auflage. Preis 12 Sgr.

Die vorliegende Schrift gehört zweifellos zum Bedeutendsten, was während des abgelaufenen Jahres in Deutschland überhaupt zum Druck befördert worden. Sie zieht die Summe des gegenwärtigen Standes naturwissenschaftlicher Erkenntniss dem Welträthsel gegenüber und bezeichnet die Grenzen, an welche diese Wissenschaft für alle Zeit gebannt sein wird; den Begriff des Atoms, mit dem philosophisch nichts anzufangen sei, obgleich die Naturforschung denselben nicht entbehren könne, und die Thatsache des Selbstbewusstseins, welche der naturwissenschaftlichen Erklärung unzugänglich sei und an welche Retorte, Microskop und Scalpel sich ohnmächtig erwiesen hätten. Diese Eingeständnisse von Seiten eines ächten Mannes der Wissenschaft, eines Forschers im strengsten Sinne des Worts, verdienen um so grössere Beachtung, als die Dilettanten der Naturwissenschaft nicht müde werden, das grosse Publikum mit der wohlklingenden Versicherung zu überschütten, dass der Materialismus mit den Problemen längst fertig geworden sei, welche die Menschheit seit Jahrtausenden beschäftigt haben, und dass „in's Innere der Natur" heutzutage jeder forschende Geist dringen könne. **Schles. Zeitung.**

Die Aufgabe der Gesundheitspflege in Bezug auf die atmosphärische Luft. Von Dr. Eduard Lorent in Bremen. 45 S. gr. 8. Geh. Preis 12 Sgr.

Die vorliegende Broschüre giebt einen popularen Vortrag wieder, den Verf. im Gewerbe- und Industrieverein zu Bremen im Februar 1873 gehalten hat. Von den constanten Bestandtheilen der atmosphärischen

Luft ausgehend bespricht er ihren Wechselverkehr mit der durch Fäulniss- und Zersetzungsprocesse im Boden (z. B. von animalischen Resten und Kloakenstoffen) verunreinigten Grundluft, gedenkt dann der analogen Zersetzungen und Emanationen an der Erdoberfläche, z. B. in Sumpfgegenden, und schliesst daran die Verunreinigungen der Luft durch die beim Betriebe gewisser Gewerbe sich entwickelnden Gase und Staubelemente. Als eine zweite Reihe von fremdartigen Beimengungen der Luft kennzeichnete er dann die durch Aufenthalt von Menschen und Thieren in geschlossenen Räumen sich anhäufenden Producte der Lungen- und Hautathmung, die zugleich Träger von Krankheitskeimen sein können, die Producte der Verbrennung von Heiz- und insbesondere Leuchtmaterialien, die Verunreinigung der Zimmerluft durch ausströmendes Leuchtgas, und gelangt hierauf zur Verwerthung der Erfahrungen über fehlerhafte Luftbeschaffenheit für die Praxis. Es ist vorzugsweise das Wohnhaus, das er dabei ins Auge fasst und wofür er, im Anschlusse an Pettenkofer, Luftdurchlässigkeit und Trockenheit der Mauern, Reinlichkeit der Bewohner bei sich und in der Umgebung, sorgliche Behandlung der Abfallstoffe, verständige Benützung der Wohnungen verlangt. Von den Localitäten, welche Verf. in dieser Beziehung einer Kritik unterwirft, sind zu nennen: das Wohnzimmer, das Arbeits- und das Schlafzimmer, die Kinderstube, die Küche und die Stallung. Den Beschluss macht die Erörterung der Luftbeschaffenheit (und der daraus resultirenden Forderung künstlicher Ventilation) grösserer Versammlungslocale, insbesondere der Schulzimmer, wobei Verf. auf Bremer Localverhältnisse Rücksicht nimmt. Die sachkundige kleine Schrift ist recht verständlich und überzeugend geschrieben und verdient in weiteren Kreisen verbreitet zu werden.

Prager Vierteljahrschrift f. prakt. Heilkunde.

Ueber die Lage und Stellung der Frau während der Geburt bei verschiedenen Völkern. Eine anthropologische Studie von Dr. H. H. Ploss in Leipzig. Mit 6 Holzschnitten. 3 Bogen. gr. 8. Eleg. geh. Preis 15 Sgr.

Seinem Lehrer, Herrn Geheimrath Prof. Justus Radius, widmet Verf. zum 50jährigen Doktor-Jubiläum diese Schrift, deren Inhalt auf den gründlichsten und umfassendsten Quellenstudien beruhend, über die Lage und Stellung der Frau während der Geburt bei den verschiedenen Völkern möglichst klaren Aufschluss giebt, eine Frage, deren Lösung nicht nur für den Geburtshelfer von Fach, sondern für jeden Arzt nach vielen Richtungen hin das grösste Interesse bietet. Die Lecture der recht anziehend und lehrreich geschriebenen Brochure allen Fachgenossen auf's Angelegentlichste empfehlend, heben wir hier nur das folgende Resumé derselben hervor: . . . .

Die in der Schrift enthaltenen Holzschnitte illustriren in recht anschaulicher Weise „das Geburtslager der Siamesin", die „Geburt des Kaiser Titus", eine „Geburtsscene in Rom", die „altägyptische Töpfer-Scheibe", einen „Geburtsstuhl Rösslin", die „gebärende Aegypterin", die „Geburtsstellungen der Perserinnen". **Med. Centralzeitung.**

Die Skoliose. Anleitung zur Beurtheilung und Behandlung der Rückgratsverkrümmungen für praktische Aerzte von Dr. med. C. H. Schildbach, Director der orthopäd. und heilgymn. Anstalt zu Leipzig. Mit 8 Holzschnitten. gr. 8. Eleg. geh. Preis 1 Thlr.

Der Verfasser des vorliegenden Werkes erfreut sich bereits seit längerer Zeit eines geachteten Namens in der Literatur der Orthopädie, indem er in einer Reihe kleinerer Arbeiten werthvolle Studien über die Skoliose veröffentlicht hat. — Der Zweck, welchen er in der bezeichneten Schrift verfolgt, ehrt ihn ebensosehr als wissenschaftlichen Forscher, wie er uns Achtung abnöthigt vor der Art und Weise, wie er seine Berufsstellung auffasst.

Das Werk löst vollkommen die vorgesetzte Aufgabe, es giebt den Aerzten die Möglichkeit an die Hand, beginnende Formfehler der Wirbelsäule rechtzeitig zu erkennen, damit keine Zeit für die Einleitung einer zweckdienlichen und wirksamen Behandlung verloren werde, und eine, wenn auch nicht vollständig genügende, häusliche orthopädische Behandlung in den Thätigkeitskreis der Aerzte einzuführen.

Liter. Centralbl.

Praktische Beiträge zur Ohrenheilkunde von Dr. R. Hagen, Docent der Ohrenheilkunde an der Universität, praktischer Arzt und Ohrenarzt in Leipzig.

I. Electro-otiatrische Studien. gr. 8. 8 Sgr.

II. Der seröse Ausfluss aus dem äusseren Ohre nach Kopfverletzungen. gr. 8. 8 Sgr.

III. Die circumscripte Entzündung des äusseren Gehörganges. Mit 3 Holzschnitten. gr. 8. 8 Sgr.

IV. Ueber Ohrpolypen, von Dr. G. H. Klotz. gr. 8. 8 Sgr.

V. Die Carbolsäure und ihre Anwendung in der Ohrenheilkunde. gr. 8. 8 Sgr.

VI. Casuistische Belege für die Brenner'sche Methode der galvanischen Acusticusreizung. Mit 5 Holzschn. gr. 8. 20 Sgr.

Druck von Metzger & Wittig in Leipzig.

FSC
www.fsc.org
MIX
Papier | Fördert gute Waldnutzung
FSC® C083411

Zeitfracht Medien GmbH
Ferdinand-Jühlke-Straße 7
99095 Erfurt, Deutschland
produktsicherheit@kolibri360.de